上海市卫生和健康发展研究中心
国外最新卫生政策研究译丛

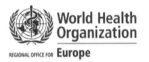

GOVERNANCE FOR
HEALTH IN
THE 21ST CENTURY
Strategy and Implementation

21世纪
健康治理
战略与执行

世界卫生组织欧洲区域办公室 编

金春林 主审

何江江 左延莉 主译

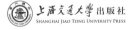

上海交通大学出版社
SHANGHAI JIAO TONG UNIVERSITY PRESS

内容提要

世界卫生组织欧洲区域办公室全球卫生项目组先后于2012年和2013年发布了两份报告，其一为《21世纪健康治理》，内容涉及健康治理的概念、健康与社会福祉的关系等理论性探讨；其二为《"健康2020"治理举措》，内容涉及健康治理的具体举措、健康治理的优先领域、联合与协同问责等实践案例。本书为这两份报告的中译本，分上下编合为一册出版。

图书在版编目（CIP）数据

21世纪健康治理：战略与执行 / 世界卫生组织欧洲
区域办公室编；何江江，左延莉主译. —上海：上海
交通大学出版社，2021
ISBN 978−7−313−24348−5

Ⅰ.①2⋯ Ⅱ.①世⋯ ②何⋯ ③左⋯ Ⅲ.①医疗保
健事业−世界−21世纪−文集 Ⅳ.①R199.1−53

中国版本图书馆CIP数据核字（2021）第023738号

21世纪健康治理：战略与执行
21SHIJI JIANKANG ZHILI: ZHANLÜE YU ZHIXING

编　　者：	世界卫生组织欧洲区域办公室	主　　译：	何江江　左延莉
出版发行：	上海交通大学出版社	地　　址：	上海市番禺路951号
邮政编码：	200030	电　　话：	021-64071208
印　　制：	常熟市文化印刷有限公司	经　　销：	全国新华书店
开　　本：	710mm×1000mm　1/16	印　　张：	13.75
字　　数：	206千字		
版　　次：	2021年4月第1版	印　　次：	2021年4月第1次印刷
书　　号：	ISBN 978-7-313-24348-5		
定　　价：	78.00元		

版权所有　侵权必究
告读者：如发现本书有印装质量问题请与印刷厂质量科联系
联系电话：0512-52219025

《21世纪健康治理：战略与执行》
编译委员会

主　审　金春林（上海市卫生和健康发展研究中心）

主　译　何江江（上海市卫生和健康发展研究中心）
　　　　　左延莉（广西医科大学）

秘书组
王　旭（上海市卫生和健康发展研究中心）
汤真清（上海市卫生和健康发展研究中心）

译校组成员
蓝　岚（广西医科大学）
申　颖（广西医科大学）
董　婵（广西医科大学）
赵　越（广西医科大学第一附属医院）
张　鑫（广西医科大学）
陈秀芝（上海市卫生和健康发展研究中心）
陈　多（上海市卫生和健康发展研究中心）
朱　琳（上海市卫生和健康发展研究中心）
康　琦（上海市卫生和健康发展研究中心）
张晓溪（上海市卫生和健康发展研究中心）

质控专家　周成超（山东大学）

序

　　卫生治理（health governance）是指在卫生领域整合资源实现目标的制度安排和实现过程，包括体系、目标和能力，即国家在卫生事业方面干预利益相关者的范围、目标和实现目标的程度。世界卫生组织（World Health Organization, WHO）高度重视卫生领域内的治理体系建设，2000年首次将卫生部门治理作为其中功能之一，并将人群健康水平、卫生系统反应性、财务风险保护作为卫生治理目标的三个方面。2008年，世界卫生组织将"领导与治理"（leadership and governance）作为卫生系统的要素之一，其含义是在卫生系统中"制定战略框架，并结合有效监督，构建适宜的监管和激励机制，注重制度设计及问责机制"。随着21世纪主要健康挑战的变化，大多数健康问题的解决方案不再局限于卫生体系内部，而是取决于卫生体系外部的社会决定因素和不健康行为的影响，需要通过卫生和非卫生部门之间的合作来完成。为此，我们在"卫生治理"这个概念的基础上需要进一步明确"健康治理"（governance for health）的含义。健康治理就是让政府充当协调者，将社会、市场和个人整合起来，通过制度和政策安排形成合力，真正实现"不得病""少得病"和"病有所医"，满足人们对美好健康生活的需求。也就是说，基于全政府和全社会的治理途径，引导社区、国家或国家集团追求健康，并使健康成为国家福利的重要组成部分。

　　2012年，世界卫生组织欧洲区域办公室全球卫生项目组伊洛纳·基克布施（Ilona Kickbusch）主任和戴维·格莱谢尔（David Gleicher）项目官从战略层面发布了《21世纪健康治理》（*Governance for Health in the 21st Century*），旨在解决健康的优先决定因素而引入创新型协作式治理机制和健康治理战略方法。该报告分为6个部分，包括21世纪的健康治理概述、治理、健康治理、健康善治、健康慧治和全新的健康治理方法。2013年，世界卫生组织欧洲区域办公室全球卫生项目组伊洛纳·基克布施（Ilona Kickbusch）主任和索斯藤·贝伦特（Thorsten Behrendt）研究员又从执行层面发布了《"健康2020"治理举措》（*Implementing a Health 2020 Vision: Governance for Health in the 21st Century. Making it Happen*），旨在支持"健康2020"策略框架的实施与执行，并推进21世纪健康治理体系建设。该报告分为9个部分，包括健康治理新措施、为健康共同目标而合作、健康共治、"健康2020"策略的4个优先重点领域（全生命周期健康投入、传染性疾病的控制与慢性病管理、加强整合型卫生服务体系能力和创建社区支持环境）、联合与协同问责、全社会治理体系的评价与经验总结。

我国自2009年启动新一轮医药卫生体制改革以来，建立了基本医疗卫生制度，在全民基本医保制度、国家基本药物制度和基层医疗卫生机构运行的新机制等方面取得了阶段性成效，然而目前医改已经进入深水区，体制机制方面长期积累的深层次矛盾集中暴露，如何在巩固医改成效的基础上完善卫生健康体系运行机制和治理体系，以及引入新的治理措施，成为尤为紧迫的课题。2019年10月，中国共产党第十九届中央委员会第四次全体会议审议通过《中共中央关于坚持和完善中国特色社会主义制度 推进国家治理体系和治理能力现代化若干重大问题的决定》，明确指出要坚持和完善中国特色社会主义制度，推进国家治理体系和治理能力现代化。卫生健康体系作为政府主导的公共服务体系，当前仍面临医疗资源分配不均、健康服务供给主体单一、医疗卫生机构监管缺位、重大疾病预防控制任务艰巨等一系列突出问题。因此，着力推进健康治理体系和治理能力现代化，为人民群众提供更好的卫生健康服务势在必行。2019年11月，中共中央政治局就组织对我国应急管理体系和能力建设进行第十九次集体学习，习近平总书记强调，应急管理是国家治理体系和治理能力的重要组成部分。2020年，新型冠状病毒肺炎疫情的暴发，对人民生命安全和身体健康产生了严重的危害，同时也影响了经济的发展和社会的稳定。积极推进我国应急管理体系和能力现代化，尤其是突发公共卫生应急体系治理能力现代化，是实现我国治理能力和治理体系现代化的重要保障。

　　为此，上海市卫生和健康发展研究中心邀请国内卫生管理学、卫生经济学、卫生政策学等专业领域内的专家，将这两份报告进行翻译并出版，分上下编合编成《21世纪健康治理：战略与执行》，旨在通过分享世界卫生组织提出的相关治理理念，借鉴欧洲相关治理经验与措施，结合中国实际，为进一步推动中国卫生和健康领域治理能力现代化建设工作提供理论支撑和决策参考。

　　谨在此感谢所有为《21世纪健康治理：战略与执行》中文版翻译做出努力和贡献的专家和人士，感谢广西医科大学左延莉教授及其团队、山东大学周成超教授对翻译本书提供的支持，感谢上海市哲学社会科学规划青年课题"上海市社区卫生治理综合考评体系研究（2018EGL001）"项目组的经费与人力投入。由于翻译组稿时间较短，书中有不当之处，敬请同道及读者不吝批评指正。

上海市卫生和健康发展研究中心主任、研究员

2020年9月

目　录

上编　21世纪健康治理

下编　"健康2020"治理举措

上 编　21世纪健康治理

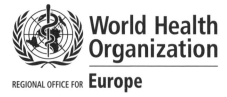

World Health Organization

REGIONAL OFFICE FOR **Europe**

Governance for health in the 21st century

By:

Ilona Kickbusch, Director, Global Health Programme, Graduate Institute of International and Development Studies, Geneva, Switzerland

and

David Gleicher, Project Officer, Global Health Europe, Graduate Institute of International and Development Studies, Geneva, Switzerland

1 21世纪的健康治理与福祉

1.1 研究背景

本书的研究结果将直接用于制定新的欧洲健康政策——"健康2020"策略（Health, 2020），同时也将有助于形成欧洲健康的公平性与社会决定因素的治理基础。2011年1月至6月间进行的一项评估表明，该研究旨在探究以下问题：为应对21世纪的新环境和新挑战，健康治理和福祉该如何发展？是什么在推动国家和社会在健康治理方面发生改变？政府如何采取措施，通过合作来实现更好的健康治理？此外，由著名专家主持的七项研究（Andersson，出版中；Fidler & Szabó，出版中；Kamel Boulos，出版中；McQueen，出版中；Özdemir & Knoppers，出版中；Raynaud & Jané-llopis，出版中；Tomson et al., 出版中）也被纳入本研究。英国伦敦大学学院的迈克尔·马尔莫（Michael Marmot）领导了一项关于健康和健康鸿沟的社会决定因素的研究，也将探讨健康公平问题以及如何通过更好的治理实现健康公平。

1.2 研究重点

进入新世纪以后，欧洲国家将如何定义成功？健康又扮演着什么样的角色？诸如国内生产总值增长等狭隘片面的经济指标是远远不够的。例如，经济表现和社会进步测量委员会（the Commission on the Measurement of Economic Performance and Social Progress）（Stiglitz et al., 2009）指出，人们衡量自己生活的标准有欠准确。衡量社会成功的指标是公民健康和福祉的改善，以及生活质量和可持续利用环境资源量的提高（尤其是在环境和经济方面）。从这个角度来看，健康不仅与相关政策以及社会中的诸多领域息息相关，同时也成为定义善治（good governance）的一个因素。对于正确的事物，人们必须赋予其价值，所以人的潜力和能力是知识型社会的关键资源，对他们的健康和教育进行投资至关重要，因为人民的健康状况决定着一个国家的兴衰。

"治理"（governance）这一概念关注政府和其他社会组织如何相互作用，如何与公民建立联系，以及如何在一个复杂的世界中做出决策（Graham et al., 2003）。21世纪在治理方面发生的主要变化体现在健康及健康治理方面，该论点对今后几十年取得的健康成果至关重要。发生变化包括三个背景驱动因素（相互依存、复杂性和协作性）以及推动治理开展的三种全新的动力（我们将其概括为：扩散、民主化和共同价值）。早在2001年，经济合作与发展组织（Organisation for Economic Co-operation and Development, OECD，以下简称经合组织）在一份关于21世纪治理的报告（OECD, 2001）中就指出了以下几点：

- 公共部门和私营部门中传统的治理形式正在逐步失效；
- 新的治理形式所涉及的参与者范围更广，尤其是新的治理形式越来越大程度上取决于所涉及的参与者们；
- 新的领导形式正在出现。要求不断对权力进行转移和分配，削弱自上而下的集中型决策结构。

健康在社会中一直都扮演着重要角色，并常常表现在社会变革的关键时期，如19世纪工业社会的崛起和二战后欧洲国家福利的发展。过去的150年，在欧洲，健康不仅塑造了现代民族国家及其社会机构，而且推动了社会运动，界定了公民权利，有助于构建公民的自我意识，并激发了公民对健康的追求。健康是个性化时代的核心（Kickbusch, 2007）。对许多人来说，健康和医疗服务已成为社会进步和社会正义的代名词。健康现在是欧洲对自己和世界其他地区进行比较的不可或缺的因素。随着欧洲应对全球化和从工业社会向知识社会的转变，为了进一步发展和适应其社会模式来适应这个新的环境，面对经济衰退和解决21世纪的重大挑战，健康的发展将再次起到一个重要的模范作用。

1.2.1　卫生治理

欧洲国家的卫生体系，无论这种体系是由税收还是由保险来支持的，都面临着复杂的挑战。

这些挑战包括：

- 公共卫生和医疗保健服务的资金保障；
- 确保卫生服务公平可及，包括财政保护；
- 对于赋予公民和患者权力的重要性的强调；
- 通过开展卫生技术评估、签订竞争性采购协议、创新服务提供方法和成本效益研究等手段来有效利用资源；
- 监测和评估；
- 知识转介（knowledge-brokering）：协调研究目标和政策需求；
- 全专联合的医疗服务；
- 培训人力资源，包括强化高校的作用。

近来的研究表明，世界上并不存在完美的卫生体系。在未来十年，一些卫生体系所面对的财政形势十分严峻，面临着以下问题：难以满足不断变化的人口需求，缺乏足够数量的卫生专业人员，缺少先进的治疗技术。许多欧洲国家因而必须大幅削减国债。经合组织预测，如果不实施新的举措，到2050年，所有经合组织国家的公共卫生支出占国内生产总值（GDP）的比例可能会增加3.5 ~ 6个百分点。因此，政府、各个领域和公民都很注重本国卫生体系是否管理佳、效率高、成效好。有资料显示，在医疗支出上增加10%，出生时的预期寿命会增加3 ~ 4个月（OECD，2010）。教育投资增长10%将会对健康有何影响？健康方面的进步通常不以这种方式衡量。

卫生部门的改革是卫生部长的一项主要职责，囊括在其投资组合范围内。世界卫生组织欧洲区域的许多成员国，尤其是一些低收入国家仍缺乏一套有效的卫生体系。还有许多国家在为使用者提供初级卫生保健上存在治理机制问题，需要更有效的手段来帮助其发展和扩大卫生系统，以提供诸如筛查、疫苗接种和妇幼保健等核心服务。相对富裕的国家则必须保持警惕，维护好花费数十年才发展起来的卫生体系，以防再次受到威胁。世界卫生组织的重要职责之一就是帮助其成员国来应对这些挑战。卫生治理，作为卫生部的一项职能，以及其与政府预算和国内生产总值（GDP）发展的关系，并不涵盖在本项研究中。然而，最近一项综述启发了本研究。根据这项综述，如果所有经合组织国家都能像表现最好的国家一样高效，它们就能从医疗支出中获得更高的价值，并平均增加2年的预期寿命。与大部分预防慢性病相关的改进和节约成本，仅在卫生部门内部处理是不够的。因此，有必要"扩大卫生改革的定义，包括考虑所有相关政策——卫生、社会、经济以及有意或无意间对个人或人群健康所造成的影响"（Georgia Health Policy Center, 2008）。目前仍未有一个国家能系统地做到这一点。

1.2.2　健康治理

本项研究旨在通过卫生和非卫生领域之间的合作，确定正在新兴的、创新型的治理形式（Willke, 2007），以应对21世纪的主要健康挑战。健康和福祉的治理以全政府和全社会治理途径为重点，兼顾各领域对健康的影响以及健康如何影响其他领域，尤其是健康是如何影响整体社会的前进步伐的。大多数健康问题源于卫生保健之外的社会决定因素和不健康行为，同时也取决于疾病的暴发、不卫生食物的制作和抗生素耐药性等全球化趋势的影响。各国卫生部长们已充分意识到我们所面临的挑战，并在许多场合表达了相同观点，最近的一次则是在2010年10月举行的经合组织部长级卫生委员会会议上（OECD, 2010）。

慢性疾病是我们所面临的最大的健康挑战，在处理这些问题时，我们必须考虑到环境和社会决定因素，并在各领域政策框架内采取兼顾个人和社会责任的平衡办法。然而，我们在重新思考如何应对如肥胖之类的慢性疾病时，必须加强政府部门之间的合作，与企业、学校、规划人员和公民共同努力，改善环境，使之朝着有利于所有人的健康生活方式的方向发展，纠正人们不健康的行为。尤其需要对儿童进行特殊关照，找到更适合儿童的健康的生活方式。

1.2.3　健康治理的定义

健康治理的定义为政府或其他参与者通过全政府和全社会治理来引导

社区、国家或国际组织追求健康，并使健康成为国家福祉的组成部分。在健康治理中，健康和福祉被视为构成21世纪成功社会和充满活力的经济体制的关键特征，以人权和公平等价值观为基础制定相关政策和办法。健康治理改善了卫生和非卫生部门、公共和私营部门，以及公民之间进行的健康促进联合行动，以谋求共同利益。一套相互协调的政策是必不可少的，然而其中许多政策基于许多非卫生部门以及政府以外的部门，这些部门必须得到那些协作的组织和机构的支持。健康治理赋权于各国卫生部、非卫生部以及其他公共卫生机构，目的是在制定促进健康和福祉的政策方面发挥全新的作用。

1.2.4　结果

从公共卫生角度来说，首要的问题是：我们是否具备提供新的治理措施的能力？我们是否有更好的和更公平的健康结果？迄今为止的数据表明，要想解决复杂问题，需要众多参与者共同来完成。想要实现人群的健康，必须群策群力，这不仅需要一个国家积极的态度，最重要的是，它还需要公民以及各种各样的社会组织的参与、自我激励和共同努力。尽管政府的整体行动对于制定健康的社会决定因素的政策至关重要，但是，面对健康挑战，我们所颁布的政策需要将整个社会考虑在内，因为在健康方面，最重要的是人们如何在日常生活中保持健康。这与我们该如何组织社会以确保健康有关，其中包括社会正义和公平等非常基本的问题。"对于公平的思考似乎不可避免地让我们想到什么才是最好的生活方式"（Sandel, 2010）。因此，我们的结论是，在各国政府寻求解决棘手问题（wicked problems）的方法和取得更好的治理成果时，必须秉承应有的价值观、原则和承诺，以达到善治的效果。

这里所说的"棘手问题"，不是什么很可怕的问题，只是纯粹表示很难解决而已。若要想成功地解决或至少掌控住棘手问题，需要重新评估一些传统的工作和解决问题的方法，挑战治理结构、技术基础和组织能力。所以，我们首先应该认识和了解这些棘手的问题。各国政府及其部长必须认识到，想要解决这些棘手的问题是没有捷径可走的，也没有轻而易举的解决办法。

1.3 背景驱动因素

有三个关键的背景驱动因素促进了健康治理的变革，分别是：相互依存性、复杂性和协作性。同时，背景驱动因素也与全球化、市场化、影响力日益壮大的商业和信息技术行业等大规模的长期变化趋势息息相关（Nye & Kamarck, 2002），影响着整个社会发展和健康。然而，我们经常忽略了这样一个重要趋势：公民作为各个层面的积极参与者所发挥的作用正在上升。"虽然时间有限，但他们无论距离远近，都在组织并开展政府结构范围之外的跨境社会、商业和政治活动"（Keane, 2003）。

这些发展趋势和驱动力是工业社会向知识社会过渡的组成部分。在知识社会中，健康发挥的作用日益显著，以三个相互关联的过程为特征（Willke, 2007）：

- 在多年有组织的专业培训和经验所获得的专业知识的基础上，不断变化的知识型劳动的环境和条件；
- 智能型组织的兴起，其中的结构、流程和规则系统都是以一种智能的方式构建的：结构设计得很智能，具有内置学习能力，以及允许在必要时更改现有规则的规则系统；
- 当知识型工作和智能型组织成为规则而不是例外时，就形成了知识型经济。

健康在以创新为基础的知识型社会中获得新的政治和经济相关性。各国政府再次发现了健康和福祉对经济增长、国家繁荣和人民康乐的促进程度，这一观点在19世纪得到了广泛认同。在21世纪，健康不仅是公共财政的一个关键变量，而且是全球经济和国民经济的一个重要领域，正如健康对所有其他领域的劳动生产率和经济表现所做出的贡献一样。在许多经合组织国家，狭义上的卫生部门对国民生产总值中的贡献率平均为10%，占有的劳动力是社会的10%。在近来的经济萎缩中，卫生上的支出帮助经合组织稳定了经济状况（OECD, 2010）。

例如，在德国，健康是比汽车还大的第二大产业。因其在创新和生产力方面的宏观经济重要性，德国政府在联邦经济和技术部内设立了一个负责医疗保健行业的机构。正如经济表现和社会进步测量委员会所建议的那样（stiglitz et al., 2009），它的任务是为了更好地理解经济维度内的卫生活动产生的整体经济，例如，制定相关领域健康经济账户，在概念上和方法上符合国家的宏观经济统计数据（Aizcorbe et al., 2008; schneider et al., 2010），不局限于市场活动范围内。

在相关领域健康经济账户中，健康被认为是一种人力资本，与其他资本货物一样，随时间而贬值，需要进行投资。因此，需要对健康的资本存量和折旧率以及对健康的财政投资和该项投资的回报率采取一定的措施，然后对健康状况的改善进行评估，这一评估是通过将质量调整生命年等指标与对人类生命价值的估计相结合而得出的。这一概念将现有账户的范围扩大到市场活动之外，其中包括家庭成员在其健康和他人健康上投入的时间所具有的价值（Aizcorbe et al., 2008）。

由于国际社会在过去十年中经受了一系列具有深远影响的挑战和冲击，这些事态的发展使人们产生了盲目乐观的情绪，人们有时甚至大肆宣传这种乐观情绪。要想缓解，需要在视角、治理结构、组织能力和技能方面进行根本性的改变，如下文所讨论的三个背景驱动因素：相互依存性、复杂性和协作性。

1.3.1 全球相互依存关系：健康治理的大环境已然改变

相互依存性是指以国家之间或不同国家的不同部门之间相互关联并产生效应为特点的情形。相互依存体现于相互作用有显著的（但不一定是对等的）双边效果；若相互作用没有显著的效果，则仅为相互关联。相互依存不意味着相互受益。相互依存的关系始终包含代价，因为相互依存限制自主性；从理论上来阐明一段关系的益处是否会超过其代价是不可能的。相互依存性取决于作用物的价值和关系的本质（Keohane & Nye, 1989）。

在21世纪的第二个十年里，政府在以动态、复杂和相互依存为特征的全新大环境下运行并解决棘手的问题。当前的全球治理体系缺乏相应的运行机制以应对系统性休克和全球化管理。全球性挑战会影响所有身处不同社会经济阶层和不同地区的人。每项挑战似乎都具有基本的模式和相互联系性，而且是独一无二的，这需要整个政府、整个社会乃至全球在面对这些挑战时做出反应。国际金融和货币体系带来的危机、严重急性呼吸综合征（Severe Acute Respiratory Syndromes, SARS）疫情的暴发、艾滋病对于我们健康的挑战，飓风、海啸和地震等自然灾害，对一些国家的打击往往比对其他国家更大。尤其是一些无法预料的后遗症已经超越了政治领域（政府部门、企业和公民社会）的范畴而对人们造成巨大的影响。由于日本福岛核反应堆受损所造成的影响，全世界政策观念发生了改变。因而在有关控制原子能生产的辩论中，对人类健康所产生的威胁是主要的讨论方向。

然而，即使已经建立了一系列全球治理机制，至今仍没有一个政府可以解决这些难题。对于控制全球金融体系、公平贸易、药品获取或公平管理能源等问题，解决的难点是如何获得解决这些复杂的、多层次问题的方法。尽管国外卫生援助大幅增加，但国家内部和国家之间的卫生不公平现象仍呈上升趋势。这是政策带来的许多意想不到的后果之一。由于相互依存性的增加，许多政策和社会领域的安全性、预案、恢复力和反应力都受到关注。人们意识到，除了卫生部门之外，整个社会都必须做好应对这些问题的准备（WHO, 2009）。

许多部门已经意识到健康对他们的重要性。例如，图1-1展示了全社会为应对疾病暴发而制定的准备框架（WHO, 2009）。该框架强调了社会各部门和各领域之间的相互依存性，并提出了五个关键原则：全社会治理途径，各级防范措施，强调相互依存性，基于场景进行响应，以及尊重伦理规范。图1-1中间的三个圆圈分别表示政府、公民团体和企业，每个圆圈内的金字塔则代表每个部门（次级政府、地方政府和社区）的层级，围绕着灾害管理"准备、响应和恢复"的连续性的九个圈子代表了九大关键基本服务：国防、法律秩序、财政、交通、通信、能源、食品、水力、卫生。因此，图1-1所示的准备框架说明了相互依存性存在于社会所有部门之中。

许多分析人士认为，全球化体系无论是在界定问题方面，还是在致力于集体应对方面都是功能失调的。他们认为，权力和资源的严重失衡应该在全球范围内得到解决（Labonte et al., 2004），与此同时，也必须更好地了解新兴权力架构的动态，如新经济体的不确定性，当它们获得权力时，

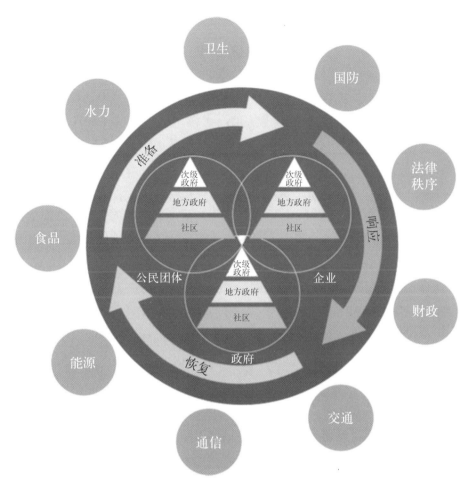

图1-1 全社会应对疾病暴发的准备框架

资料来源：WHO（2009）。

它们对许多全球性挑战的反应将决定公平的全球化进程和更多公平的全球性体系能否成为现实。

当今各国政府面临的许多健康问题超越了国界，成为相互依存的复杂网络的一部分。国内外政策议程之间的界限已经变得模糊，新的地缘政治框架显著影响了许多国家在欧洲区域——实际上是整个欧洲在全球舞台上——的作用和地位。部分欧洲国家经济发展乏力，因此必须在健康和卫生体系方面做出艰难的抉择。为解决这些问题，卫生部门同当前经济低迷时期一样，在许多层面开展工作，这些有竞争关系的工作议程在国内外有着角色的重叠。其实在这种危急情况下，许多国家的卫生部显然没有多少讨价还价的能力（Fidler & Szabó, 出版中）。

各国之间的传统合作形式受到一些组织、联盟和网络的挑战、补充和取代，而这些组织更新，更灵活。拥有众多成员的联合国一直在寻求促进和协调国际参与的新模式，其中的三个例子分别是世界粮食安全委员会、高级别能源和气候变化咨询小组以及抗击艾滋病、结核病和疟疾全球基金。

世界粮食安全委员会是联合国粮食和农业组织建立于1974年的一个政府间机构，于2009年进行重组，纳入了更广泛的利益相关群体，改善了相关政策，增强了食品安全性。其目的是使委员会成为最具包容性的政府间合作平台，以确保粮食安全。

联合国秘书长设立了高级别能源和气候变化咨询小组。坎德·尤姆凯拉（Kandeh K. Yumkella）是该小组主席，同时也是工业发展组织总干事，他表示"仅仅依靠政府是无法应对挑战的"（United Nations, 2010）。我们需要来自包括私营部门、学术界和民间社会，以及国际组织和非政府组织等所有社会领域的共同努力。

然而，许多国际组织和国家对多方利益相关方的复杂外交准备不足。卫生部门则发现自己越来越多地与负责外交事务和经济合作与发展的部门以及国际金融机构打交道。在这些机构看来，健康是必不可少的一部分，具有新的意义（Kickbusch, 2011）。对许多欧洲国家而言，因为欧盟增加了额外的权力和复杂性，所有国家都受到越来越多的国际协议的约束，这些国际协议与健康有关但并非主要是健康协议。大多数国家无法统筹协调各部门的职责，而且也往往没有推行跨部门健康议案的权力，这正需要政府领导人发挥核心作用。

在这样一个相互依存的世界中，健康和健康安全对其他领域和整个社会的经济影响日益显著，改变了社会对健康的看法。由于健康问题对其他利益相关者产生了负面影响，他们越发呼吁相关治理机构能够应对并提供更有效的卫生体系或更好的健康保障。首先令人关切的是健康领域的发展将如何影响政府的其他部门以及总体的经济增长和生产力，特别是在那些健康支出的增长速度超过整体经济增长速度的国家。同时，健康部门的影响力和能力也与SARS、禽流感、2009年甲型流感（H1N1）等疫情有关，如2011年在欧洲暴发的致命大肠杆菌。SARS暴发耗资约为70亿至210亿欧元，1994年印度苏拉特地区暴发的瘟疫估计耗资14亿欧元。1997年，中国发生了禽流感疫情，香港地区的家禽产业、商业和旅游业损失达数亿欧元（Robertson, 2003）。

2011年暴发的大肠杆菌感染严重影响了欧洲的农业和食品零售业。一些国家会禁止进口部分蔬菜，消费者也不会去选择部分新鲜产品，导致销售额大幅下降。欧盟因此提议为欧洲农民的损失提供2.1亿欧元的援助。在经济的影响下，各国之间的政治也变得紧张起来。欧盟因此采取相关行动，在法律范围内对受影响的农民和其他跨境企业进行补偿。

各国政府、企业和公民尚未做好在全政府和全社会层面应对此类疫情的充分准备，目前仍在讨论如何在国家、欧洲和全球层面中采取更迅速、更有效、更创新的组织和协调方式。不确定性仍然是与此类疫情有关的因素。其他领域则希望卫生部门在其职责范围内将影响降到最低。与此同时，由于社会对提高人口健康水平的期望，欧洲疾病预防和控制中心于2005年成立，作为一个欧盟机构，与国家卫生安全机构合作，旨在加强欧洲对传染病的防御。

社会的适应力不仅受到系统性的冲击和疫情的考验，而且还受到一些其他问题的考验。这些问题在一个多世纪以来一直在酝酿，但已经被传统的政策和治理方法所解决。

快速发展的城市化、流行病学的转变、人口结构的转变、气候变化、对稀缺自然资源的竞争、日益扩大的经济差距以及从社交媒体到合成生物学等新技术的引进，正在深刻地影响着社会的健康和福祉。这些相互关联的棘手问题，因其尚未被完全理解，没法充分衡量它们对经济和社会的影响。各国都在努力解决这些问题以及变革所导致的某些难以解决的问题，但受到两个主要因素的阻碍：首先，跨部门和跨国界的合作努力受到路径依赖、利益竞争、资源分配不平衡以及不同的价值观和信念体系的制约；其次，鉴于私营部门在全球范围内具有良好的组织和协调性，改革往往难以实现。在欧洲，由于欧盟的权力以及各国之间的权力和资源分配不平衡，协调会变得更加困难，更加复杂。

1.3.2 复杂性：健康概念的改变和扩展

根据富尔思（Fuerth, 2009）的说法：

> 复杂性理论对事件的发展和相互作用提供了更为现实的描述。它为人类事务的研究带来了这样一种感觉：世间万物息息相关。然而无论对于既定的学科，还是对于基于官僚体制的组织而言，这些都是与其不相适宜的。它警告我们不要理会思想家和宣传者的主张，认为面对重大问题要有独特的、一劳永逸的解决办法。相反，它训练我们将问题、政策和政策颁布所带来的影响看作是相互依存的一部分。它提醒我们随时可能会发生突然的、连续的变化。它帮助我们更好地理解：仅仅考虑单一概念和死板的计划，往往难以实现预期的政策效果。

另一种治理方法则意味着要改变我们解决问题时的视角。世界卫生组织将健康定义为"健康是指一种躯体、精神和社会功能的完整状态，而不仅仅是没有疾病或虚弱"（WHO, 1946），不仅仅局限于疾病方面。如今，健康观念加强了这一定义，健康既是政治、社会和经济发展的结果，也是与个人、社区和整个社会的能力和资源相关的资产。作为21世纪健康和健康风险的关键特征，知识型社会、民主发展、健康问题的本质和技术创新都倾向于接受复杂性理论。在健康领域，这种观点在几个方面得到了认可，例如将滥用烟草或肥胖视为社会流行病、传播性疾病或商品驱动的流行病，因为有许多因素导致了这些疾病的传播。就其复杂性而言，控制此类流行病的策略必须在多个层面上发挥作用，其影响远远超出健康产出。它们还具有经济、社会和政治影响以及许多以健康为中心的分析所忽视的某些意想不到的后果（Slama, 2005）。

复杂适应系统（Glouberman et al., 2003）是指：

> 由许多个体化、自组织的元素组成，能够响应他人和其所在的环境。整个系统可以看作是一种关系和交互的网络，其中整体系统远远

超过各部分的总和。即使在单个元素中，系统任何部分的变化都会在相关元素和环境中产生反应和变化。因此，系统中的任何一个干预的影响都无法完全精准地预测，因为系统始终响应并适应变化和个体的行为。

一些学者建议将健康理解为一个复杂的自适应系统，它是嵌入到其他复杂系统中的多个交互和动态过程的结果。因此，许多现代健康问题和复杂的慢性病需要系统性地解决，其中包括了解所有利益相关者的整体相互依存性、风险的社会性质以及其资产维度和个人动机。正如许多卫生政策文件所说明的那样，需要在政策和组织层面以及社区和个人层面做出改变。然而，尽管有这方面的知识和案例，许多政府机构还是没有采取全政府或全社会治理的方法。

从系统的角度来看，有三种方法是相关联的：① 健康是通过个人与其环境之间以及生理、心理和行为因素、社会人口因素和社会经济地位之间相互作用的复杂适应系统而产生和维持的（Glouberman et al., 2003）；② 健康发展反过来影响其他复杂系统的进一步发展，最明显的例子是健康和预期寿命的增加以及人口和流行病学的转变，这些转变正在重新界定个人和社会生活及政策的每一个领域；③ 健康也可以被理解为如同全球粮食体系那样的复杂适应系统的新兴产业。

系统性风险需要通过全政府和全社会治理途径来加以研究和防范，因为这些风险会影响社会中许多重要的系统，包括健康、交通、环境、农业和通信。因此，研究系统性风险不仅仅局限于对代理人和后果的分析，还需关注两个息息相关的问题，即风险集群之间的相互依存性和风险外溢（Klinke & Renn, 2006）。

健康社会决定因素委员会的研究表明，健康本身就能够作为其他复杂系统的一部分，从就业、工作，到交通、住房。健康与工业化、城市化和全球化的社会阶段有关，而且最重要的是，它涉及不同的风险暴露和对风险的应对能力，这些能力取决于社会中权力、金钱和资源的分配。人们应以一种新的方式来衡量造成这些问题的原因，以新的视角看待公平政策。不同于传统的流行病学方法，流行病学解决了个体风险因素的识别问题，同时基于复杂性理论突出了在大环境下所产生的系统性健康风险，其中社会梯度尤为显著。这也意味着在不涉及卫生部门的情况下，其他部门取得了不错的健康成果；某些财政措施和再分配政策尤其如此。例如，社会不平等程度较低的国家整体上享有更好的健康状况，健康上的不公平现象也较少。食品和食品安全、可持续发展与系统性健康风险（肥胖和糖尿病）之间存在的关联，清楚地表明有必要从更宽广的视角来看待这些问题（Kickbusch, 2010; WHO Regional Office for Europe, 2007）。例如，肥胖、缺乏运动、吸烟以及低纤维高热量的饮食作为2型糖尿病最重要的危险因素，会与年龄、遗传因素和早期生活营养等其他因素相互作用，从而引发疾病（见图1–2）。

社会分层、工业化、城市化和全球化，这些风险本身是由结构因素决定的。社会规范、当地饮食文化和城市基础设施决定着大环境，影响着个体的医疗保健、区域性吸烟以及肥胖趋势。因此，系统风险和健康社会决定因素方面的问题，很少能够仅由卫生部门单方面解决，卫生部门甚至根本无法采取必要的干预措施。

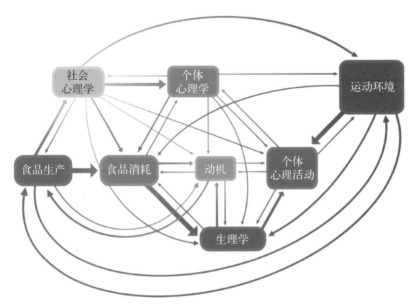

图1–2　肥胖预测（情景规划作为战略决策的工具）简图

资料来源：Finegood等（2010）。

粮食生产经常被断言需遵循市场上的粮食需求模式，因为有许多因素扭曲了市场，我们有充分的理由认为其已经脱离市场需求。食品生产形式不仅决定着食品的安全性，而且决定着食品的营养价值和膳食价值。因此，粮食生产方式及其影响因素成为与食品有关的健康不良模式的一个组成部分。环境问题，特别是对长期可持续的耕作方法的需求，会影响粮食生产。可以预见，在生产人类健康食品和生产环保食品方面会得到人们广泛的共识。因此，如"世界卫生组织2007年至2012年粮食和营养政策欧洲行动计划"所述，可以同时制定营养和环境相关政策（WHO Regional Office for Europe, 2007）。粮食生产不仅通过食物消耗，而且通过自然和农村经济的可持续发展影响着人类健康，这对农村就业、社会凝聚力和休闲设施都有影响，反之，也促进了更好的身心健康。

特别是在收入、消费和财富分配方面，大多数干预措施都是广泛性的、结构性的、与政策相关的，而非具体的临床干预措施（Whiting et al., 2010）。经合组织的一项分析表明（Slama, 2005），多管齐下的干预具有可观的成本效益，其效率是单一高效干预措施的两倍，在烟草管控方面表现得最为明显。30年的烟草控制经验表明，杠杆干预的方法往往更具有可持续性，它可以为实现社会变革创造积极的系统动力。系统性方法的实施往往面临组织惰性，以及来自价值观、利益相冲突的部门和广泛的财政资源的强烈反对，因此，全政府和全社会治理途径需要机遇（Kingdon, 1995）——在一个独一无二的大环境下，将文化转变、政治意愿和政治可行性汇集在一起。

1.3.3　协作：公民和公民团体的新角色

1.3.3.1　健康协作

在20世纪，公民作为个人、社区和组织，改变了对待卫生和治理的方式。现有的许多健康上的改善需要借助机构和政治措施在组织和行为上形成合力。在大的社会经济和文化背景之下，个人在健康上的努力既有可能成功也有可能失败。用"环境致肥"一词来形容对不健康饮食的倡导或对身体活动的阻止，可以清楚地表达这一点，并表明人们必须在生活中做出改变，特别是在地方一级。对肥胖治理的这种理解本身就是30年烟草管控的结果。

无论是从地方层面开展行动应对环境健康风险，还是从全球层面开展行动应对艾滋病病毒感染，防治艾滋病，以及禁用毒品和控制烟草，健康行动主义在改变社会健康和疾病的管理方式方面发挥了至关重要的作用。如果没有各级公民团体的行动，就无法理解健康治理——"一个巨大的、相互关联的、多层次的以及政府之外的领域"（Keane，2003）。此外，这种形式的健康民主化与现代民主的参与特征有关，其中既包括"多元主义的强烈痕迹"，又包括"强大的冲突潜力"（Keane，2003）。

在20世纪的最后几十年，公民团体兴起；21世纪，在新技术和交流形式的优势之下，个人应该就如何管理自己的健康向政府、卫生专业人员和工业界提出更多要求。今天的公民在这两个方面都是积极分子。他们通过两种相辅相成的方法参与健康协作：一是共享健康治理，认识到要想取得成功就要致力于全社会和全政府治理途径；二是共享健康服务，其涉及公民和患者、护理人员、消费者或医疗保健专业人员在更狭义的卫生部门内的个人之间的协作和交流关系。而新技术的传播和信息的获取使这种健康协作成为可能，将欧洲社会的性质从工业型转向知识型，并正在重新定义卫生组织和机构的结构及工作模式。健康在很大程度上成为以知识工作为基础的更大的知识经济的一部分，而这需要聪明的用户和学习型组织才能产生成功的结果。因此，健康素养是健康治理和卫生治理的关键因素。

1.3.3.2　知识协作

健康协作也意味着知识协作。健康治理需要共同参与才能显出成效，专家的意见要吸纳，但是不限于专家的意见。人们的经验和感知开始以新的方式发挥作用。知识型社会需要进行预期治理。这就是说（Kloprogge & van der Sluijs, 2006）：

> ……强调共同治理，强调科学与社会的知识协作以及事实和价值观不可分割的特性，这两个要素都需要明确和深思熟虑，以实现创新型治理。除了传统的专业知识之外，预期治理还通过一个由认知文化、本土知识和隐性知识以及认识方法组成的广泛的同行社区来应对不确定性，从而使科学和技术的框架更加健全和丰富。

尽可能多地采纳专家和外行的观点，尽量减少未知导致的偏见或因问题被错误地定义或总结而产生的风险。"这种更广泛的认识方法（包含并不限于专家意见）可以检验并塑造社会技术未来愿景的价值和权力体系"（Kloprogge & van der Sluijs, 2006; Özdemir & Knoppers，出版中）。

基于合作产生的健康和知识的变化，发生在生活的各个领域和地区（见图1-3），体现在需要更健康的食物、更环保的技术和更干净的街道、更快速地开发新的药物和治疗方法，更多的参与式医疗保健，以及最近针对不负责任的政府而暴发的民众抗议。面对这些变化时，人们被授权可以采取相应的行动。作为本研究的重点，健康协作既是变革的驱动力，又是对21世纪不断变化的政治环境的响应。它"设想一个在个人、供给者和机构共同努力下的一个社会体系和环境，使人人都能健康生活"（Ruger, 2010）。政府面临的挑战是如何在复杂地区，在公共、私营和非营利部门中建立起高效的合作生产力，如何建立跨公共、私营和非营利性组织和相互依存的系统网络（World Economic forum, 2011），并以新的方式衡量所产生的价值，

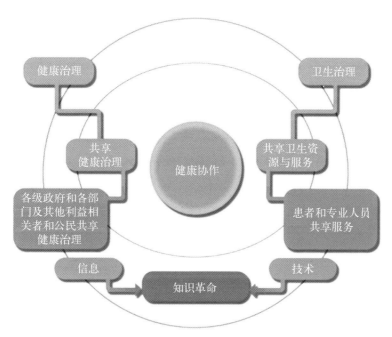

图1-3 健康治理和卫生治理

从而评估社会是否正在朝着更大的福祉迈进。根据鲁格（Ruger, 2010）的观点，"健康共治包括围绕实质性原则和分配程序建立共识，准确衡量有效性，以及解决问题的态度、规则和公开程度上的变化"。这一过程体现了所有个人、提供者和机构各方的角色和责任。

2

2.1　三个关键的治理动力

全球治理委员会（Commission on Global Governance, 1995）指出，治理是：

> 个人和机构、公共的和私人的，管理他们的共同事务的多种途径的总和。这是一个持续的进程，这一进程可以调和冲突或不同的利益，并采取合作行动。它包括有权强制执行的正式机构和制度，以及人民和机构同意或认为符合其利益的非正式安排。

综上所述，在当今世界，各国政府应采取不同的必要措施，它们是行使国家权力的手段，而且，随着权力在现代社会各个层面的扩散，国家的作用和政府的职能必须加以调整。在世卫组织欧洲区域的大多数国家，职能政府和国家各自独立，权力根据宪法在议会、国家政府和各级国家政府之间分配。遵守善治原则以及采用新型治理方法的意愿和能力在很大程度上取决于民主体制的力量。不同的政党在任职时以不同的方式诠释国家所扮演的角色；这一政治因素与健康治理密切相关，与公共政策和国家干预有关，特别是在公平性和健康方面。在健康方面，基于个人选择自由的观点，一些政府倾向于对个人生活方式进行干预。还有一些涉及结构性社会或环境因素，这些因素往往包括限制市场或解决再分配问题的措施。桑德尔（Sandel, 2010）将这些差异进行了总结概括，主要围绕三个关键思想：福利的最大化、自由的尊重和美德的促进。这些想法是各级治理中关于健康的政治辩论的核心。

在欧洲的不同地区，国家扮演了不同的角色，反映了每个国家的历史发展和政治文化。然而，在整个欧洲，国家的作用和职能以及权力分布的转变，包括健康方面，都需要时间的累积（Riklin, 2006）。尽管部分国家尚不能完全衡量经济衰退的影响，但所有迹象都表明，回归垄断战略并不能解决问题。总体来说，大多数欧洲民主国家，但并非所有欧洲民主国家都在从权威性地解决问题和协作性地制定政策战略转向合作性战略。

世界经济论坛（World Economic Forum, 2011）最新的报告指出，在当今复杂、相互关联、快速变化的环境中，在效率和有效性的要求下，需重新设计政府的架构和流程，包括新的实施者和工具。各国政府必须继续发挥作用，对迅速变化的条件和公民的期望做出反应并培养相关能力，在公共、私营和非营利部门的组织中，在复杂体系和相互依存的网络下有效地运作，以共同创造公共价值。

由于这种转变，"治理"这个词越来越多地被用来描述一种全新的进程。这个术语是一个广泛的学术文献主题，许多人试图对这一理论体系进行分类，区分思想流派，并发展出具有解释性的理论框架（Bell & Hindmoor, 2009; Frederickson, 2005; Hill & Lynn, 2005; Klijn, 2005, 2009; Osborne, 2010; Peters, 2001; Rhodes, 2000; Willke, 2007）。广泛来说，治理决定了社会如何被引导，以及权力和资源如何被分配，同时还需要新的领导形式。治理经历了重大的历史性转变和变革，一些是革命性的，另一些则更多的是渐进式的，但不一定是变革性的。德拉夏佩尔（de la Chapelle, 2008）提出，请注意这样一个事实：正如科学范式在科学革命中的变化一样（Kuhn, 1969），治理体系和结构基础的政治范式一旦不再能够维持其合法性或丧失解决问题的能力，也会发生转变。

在当前的变革时期，治理体现在由权力和权力分配趋势所驱动和塑造的持续过程中的一些时刻。治理权的扩散、民主监督和共同价值是影响人们理解治理机制和制度的三种动力，而治理正从权力主义转向合作主义。它们构成了健康治理途径的一组独特的政治决定因素。根据沙尔普夫（Scharpf, 1994）的说法：

> 在一个日益密集、扩大和迅速变化并日益频繁的相互依存的世界中，等级协调的优势正在失去。这种改变频繁却短暂，跨越所有类型的预先设定的边界，包括组织内部和组织间，部门内部和部门间，国家内部和国家之间。

2.1.1　治理权的扩散

治理方面的创新不仅限于政府，还包括社会中的各种行动者。奈伊和卡马克（Nye & Kamarck, 2002）提出，国家的职能需要在几个方向同时扩散，以应对国家能力与日益复杂的挑战之间的不协调（见图1–4）。

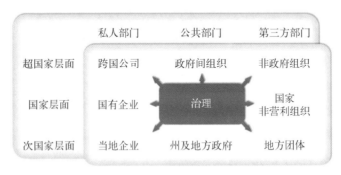

图1–4　21世纪治理权的扩散

资料来源：改编自 Nye & Kamarck（2002）。

如今，在政府和组织层面如何处理治理问题存在着权力扩散。这也是全政府、全社会治理途径的基础。穆尔和哈特利（Moore & Hartley, 2010）认为，新一类的治理创新跨越了组织的界限，创建了基于网络的公共服务生产系统，这些系统利用了新的资源池，利用政府号召力，规劝和重新定义私人权利和责任，重新分配定义的权利，并判断正在生产的产品的价值。

例如，与社区团体签订儿童保护服务合同，在美国建立合作伙伴关系，翻新公园，在伦敦对车辆征收拥堵费，以及新加坡法律规定子女有义务照顾年迈的父母。在每一个例子中，挑战都是如此之大，以至于没有一个组织能够带来变革；在界定公共目标和决定使用公共资产时，公共财政和公共人力不能成为财政和劳动力的唯一来源；而政府也不仅仅负责调动和部署资源。评估结果的公共服务不仅要考虑效率和有效性，还要考虑公正、公平和社区建设（Moore & Hartley, 2010）。

关于治理的文献讨论了权力分享的模式，并分析了组织与其背景、部门与政策领域、国家间以及国家与非国家实体之间的关系。最重要的是，分析了在这些集团内运作的网络之间及其内部的联系，也出现了新的与治

理相关的术语，包括网络治理、元治理、无政府治理和镂空化状态。所有这些都与分散治理和权力有关。合作治理中涉及的一个例子为抗疟疾合作组织（见图1-5）。

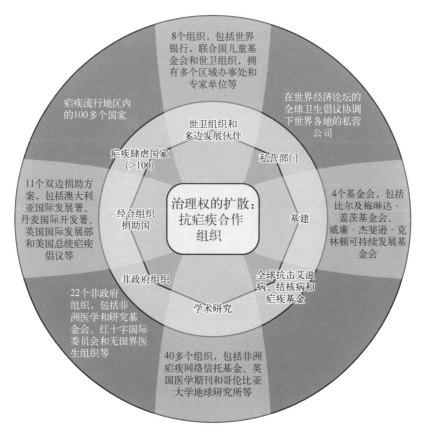

图1-5　治理权的扩散：抗疟疾合作组织

资料来源：Roll Back Malaria Partnership（2010）。

在有关治理的文献中，讨论的主要问题是21世纪国家的作用和权威性，以及地方、国家、区域和全球政策的相互作用。在健康的辩论上包括三种关于治理的思想流派。

第一，一些作者认为，特别是在私营企业的实力日益增强的情况下，国家受到了一定程度的削弱（Cashore, 2002; Strange, 1996; Vogel, 2008）。因此，他们将政府和治理并置在政府总是会失败的情况下。

第二，有人注意到这样一个现象，即在新的政策问题和过去十年的系统性冲击背景下，政府行动的范围、规模和性质实际上正在扩大（Bell & Hindmoor, 2009; Crawford, 2006; Jessop, 2002; Moss et al., 2006; Sorenson, 2006），这种扩大可见于传统和新型的分级监管行动，国家之间的新关系以及更新的、更复杂的多利益相关方关系。

各国政府正在将健康方面的影响扩大到社会中的不同部门。例如，在过去十年中采取措施减少烟草消费，从而导致新的监管措施进入了该地区以前没有干预过的生活领域。诸如世界卫生组织烟草控制框架公约（WHO, 2003a）等主要国际条约的谈判以及继续就其实施进行谈判需要采取广泛的多利益相关方的治理途径。烟草管制不仅影响到烟草业和烟农、生产者和商人，也影响到例如餐饮业和广告业、控制非法货物贩运的海关当局和机构，也可见于控制肥胖方面。

第三种思想流派（Keane, 2009; Michalski et al., 2001）强调了治理中出现的影响因素，因为人们正在直接参与影响其生活质量的事务，例如城市发展、环境问题和食品系统以及健康问题。公民控制的地方食品委员会和邻里委员会就是例子。

扩散治理导致了横向、多层次、多利益相关方治理途径。横向治理或共同治理的三种类型是全政府、多利益相关方和多级治理，其与扩散息息相关。传统分级的治理形式不会变得无关紧要（正如一些关于治理的文献所暗示的），而且并未完全被新机制所取代，而是上述治理方法相互补充，并以多种不同方式进行组合和调整，并在变革期间提高解决问题的能力。这在健康方面毋庸置疑，因为在卫生健康领域，多利益相关方的做法同时也增加了对各级政府公共卫生法的关注（Institute of medicine, 2011）。

2.1.2 监督式民主的扩大

如今的民主与100年前甚至50年前的民主有着根本的差别。约翰·基恩（John Keane, 2003, 2009）和弗兰克·维贝尔（Frank Vibert, 2007）等政治学家就政治范式发生变化的程度以及20世纪后半叶如何改变了对民主的理解进行了辩论。他们关注各种政策领域和利益中出现的全新的权力审查机构。"这些提高公众监督水平和质量的权力，往往是第一次出现在生活中的许多方面，包括国家机构之内和机构之外的权力关系"（Keane，2009）。鉴于协作的强烈相关性（如上所述），这一组健康政治决定因素显著影响了社会在健康方面解决问题的能力。

基恩（Keane，2009）认为，新的民主模式正在兴起，他称之为监督式民主。合法性和问责制也正在从专制到协作过程转变，因为公民不仅要求更好地了解情况，还要求以全新的方式参与其中。

合法性被定义为"在一些社会构建的规范、价值观、信仰和定义系统中，对一个实体的行为存在普遍认知或假设，以为这种行为是可取的、合适的或适当的"（Suchman，1995）。合法性取决于各种直接受众和外部受众的接受程度。代表性、包容性和透明度对于建立必要的合法性信任至关重要。此外，合法性取决于进程中是否有能力使利益相关方参与到有意义的对话中，并在对话中让他们感到拥有所有权并有可能从中获益。这就需要充分的透明度、充足的公开性和足够的尊重。如果合作组织不定期核实预期的参与和期望的透明度，那么新生的多利益相关方流程可能会受到严重危害（Burger & Mayer，2003；Vallejo & Hauselmann，2004）。

监督式民主是后代议制民主（post-representative democracy），权力监督和权力控制的手段横向和向下延伸，贯穿整个政治秩序。它代表着调查、焦点小组、审议民意调查、在线请愿、观众和客户投票，以及审计委员会、公民集会、互联网智库、地方议会、地区议会、峰会和全球监督组织的时代。它代表着从一个人、一票、一代表的政治地理开始向一个人、多种利益、多种声音、多种投票、多种代表的政治地理过渡。正如经济表现和社会进步测量委员会（Stiglitz et al.，2009）的报告所概述的那样，如果人们没有发现政府和其他社会机构提供了反映他们日常经验的数据，那么测量的内容就变得越来越重要。而这显然破坏了信任。即使平均收入增加，因为情况的恶化，大多数人则认为自己处境更差了。而在健康领域，证据起着重要作用，如下所述，这一点尤为重要。

根据马尔根（Mulgan，2000）所述：

（问责）描述了为某种行为向某个权威机构"交代"的过程。它具有外部性，因为是由被追究责任的人或机构以外的其他人或机构进行问责。它涉及社会互动和交流，一方面要求解释，做出交代，寻求答案和纠正，而另一方面负有责任，做出反应并接受制裁；它还意味着权威机构所拥有的权利，因为问责方比被问责方拥有更高权威的权利，包括要求答复和实施制裁的权利……

但最近，问责制已经超越了代议制民主的关注范围，并进入上述的核心问责制的各种特征不再适用的领域。第一，"问责制"现在通常指的是公务员对个人的责任感和对公共利益的关注（"个人"和"专业"问责制），这是一种"内在"修养，超出了问责制的外部性。第二，即使政府与控制政府的机构之间没有互动或交流，"问责制"也被认为是民主国家设法控制政府行动的各种制度制衡的一个要点（问责制是"控制"）。第三，不论是否通过权威的交流和控制过程引导他们这样做，"问责制"与各国政府追求其公民的愿望或需求的程度相关（问责制是"响应性"）。第四，"问责制"适用于公民之间的公共讨论（问责制为"对话"），这也是民主国家所依赖的，即使在问责关系中涉及的各方之间没有任何权力或从属关系。

随着权力在政府和社会中扩散，从捐赠机构到央行，再到标准普尔（Standard & Poor's）等经济评级机构，新的参与者正在扮演着超越国界影响的角色。在国家层面，这些机构范围广泛，包括公共服务提供商，如英国广播公司的独立新闻服务，法国食品、环境和职业健康与安全署，以及瑞典儿童监察员等风险评估和监督机构。这种新型的未经选举的权威机构伴随着向知识社会的过渡。尽管其中许多实体是自我组织的，但其他实体是由民选政府设立的，只是往往由非民选官员管理，他们的工作与定期选举的范围和节奏相去甚远。维贝尔（Vibert, 2007）将这种现象称为"未经选举的崛起"，并将这些行为者视为民主政府的新的第四个分支，此外还有行政、立法和司法权的分离。尽管新型卫生机构也正在建立，例如澳大利亚国家预防保健局和瑞典马尔默社会可持续发展委员会，但使用越来越多（也体现在卫生方面）的是委员会机制。

澳大利亚国家预防保健局将支持澳大利亚政府理事会和澳大利亚卫生部长会议，以应对与预防慢性病相关的日益复杂的挑战。该机构将通过向卫生部长提供循证咨询，支持获取关于澳大利亚预防性健康状况和预防性卫生干预措施有效性的证据和数据，为预防性卫生活动制定国家准则和标准，从而促进疾病预防。咨询理事会将由一名英联邦代表、不超过两名代表各州和各领土政府的成员以及 5 ~ 8 名在预防保健方面具有专门知识的其他成员组成。

马尔默社会可持续发展委员会（瑞典）受命起草一项计划、目标和战略，以减少马尔默市健康不平等现象，指导城市努力减少人口之间的健康差异。起点是一项全面的国家公共卫生目标，即"在平等的基础上为良好的健康创造社会条件"，重点是影响对健康的结构性需求。该委员会的目标是为马尔默市提供基础和工具，以便控制和确定优先事项，开展能够影响马尔默所有公民健康需求和减少健康不平等的活动。这是一个独立的委员会，旨在邀请各组织和马尔默市公民分享他们的经验，参与分析和制定战略，其工作应该是透明的。重要的是，委员会的工作应在内部和外部进行，如在公民、商人、企业、利益集团和教育机构等实体的会议、听证会和讲座中进行沟通。

数字治理

在过去的十余年中，数字治理（或电子治理）作为国家和社会沟通互动的一个新途径，已经成为一个广泛讨论的话题。越来越多的地方政府正在利用互联网与公民进行沟通。虽然经合组织国家与非经合组织国家之间存在数字鸿沟，城市呈现出数字治理的有趣组合，但布拉迪斯拉发、卢布尔雅那和萨格勒布等城市与伦敦、巴黎和东京等大城市不相上下。越来越多的市政当局在其网站上公布了其测量的业绩结果。截至2007年，这些测评系统网站提供的数据翻了一番，表明国家和社会更加开放地进行共同治理，而这取决于自印刷机出现和扩散以来在整个社会中授权制度的扩散程度。数字治理还将帮助那些因重大政治变化而正在审查政府结构的国家。例如，在2010年举办的信息和通信技术峰会的基础上建立的2011年摩尔多瓦信息通信技术峰会，汇集了来自政府、摩尔多瓦商业界、跨国公司和学术界的利益相关者，共同探讨行业在国际和国家层面面临的趋势和挑战。特别是，这次峰会制定了摩尔多瓦共和国数字转型（包括卫生健康）计划，将技术有效地纳入公共生活和私人生活，并制定了加强国家信息和通信技术部门生产力的积极议程。

布拉格一直是市政数字治理中的后起之秀，在2007年至2009年间从第15位上升到第2位，在网站可用性和公民参与方面甚至超过了世界上连接最广泛的城市——韩国首尔。布拉格的快速攀升显示，只要拥有政治意愿和专门的信息技术官员和公共管理人员，就可以实现我们想实现的目标（Holzer et al., 2010）。

世界经济论坛（World Economic Forum, 2011）调查显示：

> 未来的政府必须完全依靠技术，需要拥有精通技术的劳动力并且重新设计政策、法律、监管框架和流程，以适应网络世界的态势。信息基础设施必须支持新的合作模式，发展信息产业并进行强化治理。即使在最贫穷的地区，人们通过使用廉价的移动和无线技术，催生了服务创新的范例。更扁平化、更敏捷、更精简和可获得技术支持的政府更有可能吸引和留住一批新的公务员，他们在解决问题、取得成果和创新中茁壮成长。

2.1.3　共同价值

全新治理途径中最受争议的问题是企业所扮演的角色。在健康管理方面，企业受到了许多挑战，最突出的例子是"烟草战争"（Brandt, 2007），以及关于食品工业不当影响的辩论（Nestle, 2007）。当社会和政策制定者处理由商品和传媒引起的流行性疾病等棘手问题（如儿童肥胖）时，工业和商业部门的社会责任经常被讨论。从健康的角度来看，产品的安全性、消费者健康以及员工的职业安全和健康仍然是关注的焦点。这些领域的进展往往受到国家层面的监管，最近还受到欧洲方面的监督管控。鉴于私营部门所拥有的权力，关于获取药品、限制有害产品和促进消费者健康的国际立法往往难以制定。尽管如此，还是取得了成功，例如《世界卫生组织烟草控制框架公约》（ WHO, 2003a ）和《TRIPS 与公共健康多哈宣言》（ World Trade Organization, 2001 ）。

2001 年，世界贸易组织（ WTO ）成员国通过了一项部长级宣言，阐明了政府实施公共健康原则与《与贸易有关的知识产权协定》（ TRIPS ）条款之间的歧义。尽管表明了知识产权保护"对新药开发"的作用，但宣言也表示了对价格影响的担忧。《TRIPS 与公共健康多哈宣言》表明，"TRIPS 不会阻止成员采取措施来保护公众健康"。在这方面，《TRIPS 与公共健康多哈宣言》符合世界卫生组织多年来公开倡导和发展的原则，重申世界贸易组织成员有权充分利用 TRIPS 中的保障条款保护公众健康，提高第三世界国家获得药品的机会。

随着非传染性疾病的流行和蔓延，特别是在立法结构薄弱的国家中，企业作出了重大贡献。各国政府和国际组织都面临来自高度全球化的行业的压力，而这些行业往往会损害我们的健康。例如，在 2003 年，由 300 多家公司组成的美国糖业协会向美国国会施加压力，若不撤销其在《饮食与营养报告》中关于食糖消费的建议，它将开始停止资助世界卫生组织（ WHO, 2003b ）。

因此，近几十年来，企业和社会之间的利益差距不断扩大。消费者和非政府组织将主要健康运动的重点放在制药行业及烟草、酒精和食品饮料公司上。如果他们重新调整经营方向，许多相关行业可以为健康及其决定因素作出重大贡献。一位商业巨头说，"公司对所有利益相关者负有责任，包括股东和使他们的存在成为可能的社会"（ Murthy, 2011 ）。在过去几十年中，一些公司已经开始重新审视他们在非传染性疾病方面所负有的责任，并正在为全球非传染性疾病联盟和其他倡议提供支持，例如克林顿基金会和饮料行业关于在学校禁止软饮料销售的协议。

美国领先的饮料公司已经与美国心脏协会和克林顿基金会联合倡议的健康一代联盟做出了为期三年的承诺，在全美的学校中以低热量、低规格的产品代替全卡路里的软饮料。根据该协议，自 2004 年以来，供给学校的饮料中的卡路里共减少了 88%（ American Beverage Association, 2010 ）。

通过增加企业社会责任意识来解决所反馈的质疑，是一种企业自我监管形式，企业监督并确保积极遵守法律精神、道德标准和国际规范。该运动始于"可持续发展：为了人民、地球和利益"；如今，健康问题更加突出。2000年发起的《联合国全球契约》旨在让商界参与实现千年发展目标，通过慈善捐款等形式推动更多私营部门参与其中，共同努力。企业社会责任活动现在已经普及，活动内容包括积极主动地向社区和其他方面，包括政府和民间组织进行宣传。在全球健康领域，商业在许多伙伴关系中发挥着重要作用，例如抗击艾滋病、结核病和疟疾全球基金等组织机构的管理，以及为社会商业解决方案提供补助和信息技术。今天，商业界对卫生的参与已经超出了通常的合作伙伴（如制药公司），扩展到包括采矿、信息技术提供商、食品和饮料公司以及越来越多的私营部门基金会。默西（Murthy, 2011）指出："我们正在超越传统的慈善事业（即公司只提供资金和方向），而转向更深入管理，分享人员、专业知识和各自想法。"

1999年，世界卫生组织在阿塞拜疆启动了遏制疟疾项目，作为其社区关系计划的一部分，该项目完全由石油和天然气跨国公司（意大利埃尼集团）资助。意大利埃尼集团与约80个国家的许多国际组织、政府和非政府组织进行合作，帮助卫生部门加强了疟疾的预防和控制。

全球清洁炉灶联盟成立于2010年，是一个公私合营组织，旨在创造一个全球性的高效清洁炉灶市场，改善人们的生活，减少可以避免的疾病和死亡，提高妇女的尊严和地位，同时有助于应对全球气候变化。全球清洁炉灶联盟正在努力实现"到2020年使一亿个家庭采用清洁高效炉灶和燃料"的目标，与民间团体、环保机构和公司建立合作伙伴关系，扫除在中低收入国家生产、部署和使用清洁炉灶的市场障碍。

企业社会责任的利与弊仍饱受争论，不仅是公民、社会，经济学家也持批评态度，他们认为这种方法是一种"使社会问题处于边缘而不是核心"的心态（Porter & Kramer, 2011）。随着健康成为与业务创新和增长相联系的主要经济驱动力（如信息技术产业在移动医疗中起到的作用），可以设想出社会和商业利益该如何相辅相成的新方法。这可以体现在"当一家公司投资于一项健康计划时，由于员工及其家人变得健康，所以公司最大限度地减少了员工缺勤和生产力的缺失，从而使社会受益"（Porter & Kramer, 2011）。图1-6显示出了连接性最强的区域。

波特和克雷默（Porter & Kramer, 2011）将共同价值定义为政策和运营

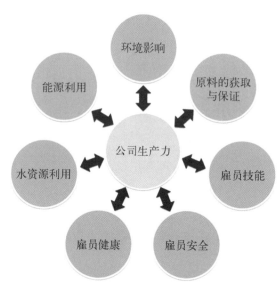

图1-6　竞争优势与社会问题之间的联系

资料来源：Porter & Kramer（2011）。

实践，以提高公司的竞争力，同时促进其所经营的社区的经济和社会条件。创造共同价值包括确定和扩大社会进步与经济进步之间的联系。

　　这些作者认为，企业社会责任、社会性企业和社会性企业家精神是改变企业在全社会健康治理途径中的首要步骤，企业在其中的作用超越了慈善事业和慈善机构。波特和克雷默（Porter & Kramer, 2011）指出，"社会需求不仅仅是传统的经济需求……它定义了市场"，并主张企业、政府和社会采用共同价值的治理途径，其中社会的关注也会带来生产力和福祉。衡量和激励共同价值治理途径的一种方法是使用健康足迹的概念，事实证明，这对于激励企业和消费者在碳氢化合物消费方面采取更好的做法很有用（Raynaud & Jané-llopis，出版中）。与倡导更环保的企业和消费者偏好的运动类似，健康正在从企业社会责任转变为直接嵌入战略和商业模式。

2.2　决策性质的转变

　　21世纪政策制定中的一个关键问题是解决不确定性。由于不确定性的发展，决策的性质已经发生变化。它因试图解决棘手问题和系统性风险而变得越来越复杂，面对多种可能的未来，并基于对证据的数量总是在增加的认识，许多参与者和利益相关者很少最终就行动方针达成一致。其中一个例子就是全球粮食系统与日益普遍的肥胖之间的相互作用及其对健康和预期寿命以及对农业和动物健康的长期影响。这种复杂性使得人们难以预测明确的发展轨迹，难以对风险的计算有充分的信心，也难以将行为和技术的任何组合定义为可持续的。新的预测方法表明"未来的死亡率和医疗保健支出可能远远低于目前的预期"（Reither et al., 2011）。对于肥胖问题，一旦这些新的计算方法被接受，它们将明显地影响给定问题的投资金额。

这些不确定性构成了传统官僚机构的一个主要问题。首先，他们反对风险，当他们无法确定结果时，他们不太可能采取行动；其次，他们缺乏在自己的部门之外采取主动行动的能力。但是，当挑战本身相互作用、相互联系并产生长期影响时，仅仅以部门分工和短期眼光来处理主要的社会挑战已不足够。将线性方法应用于政策制定也不再足够，因为"一个问题的棘手之处在于因果关系要素，相互矛盾的政策目标以及对适当解决方案的分歧。线性思维不足以涵盖这种互动性和不确定性"（Government of Australia, 2007）。问题还出现在谁应该参与政策的制订并做出决策，以及在众多区域和全球协定的大环境下，最终权应处在什么治理层级。鸡蛋放在一个篮子里不再安全有效；在新环境下，采用多种方法才是政府的上上之策。

通过高度网络化、多层次、多利益相关方进行治理实现决策的转变并不是最近才兴起的；自现代公共行政出现以来，这种转变已经开始积聚势头，如今已达到顶峰。健康和其他所有政府机构及其分支机构以及企业、协会、社区和个人正在经历这种变化。转型需要一种新的政策制定方式。

21世纪的政策制定需要具备以下九个特点（Government of Northern Ireland, 1999）：

- 前瞻性：根据统计趋势和对政策可能产生的影响做出有根据的预测，以长远眼光看待问题；
- 开放性视野：考虑国家、欧洲和国际形势，采取有效的沟通策略。
- 创新性和创造性：质疑既定方法，鼓励新想法，并接受他人的意见和建议；

- 证据运用：在早期阶段使用来自各种来源的、涉及利益相关者的最佳可用证据；
- 包容性：考虑政策如何直接或间接影响每个人的需求；
- 联合：超越机构边界，放眼政府的战略目标，为政策建立道德和法律基础；
- 评价性：包括将早期成果的系统评价纳入决策；
- 审查：经常审查既定的政策，同时考虑到有关的影响，以确保它继续处理它所针对的问题；
- 学习经验：从成功或失败的经历中学习。

为了充分了解这种转变的程度，我们有必要概括一下从公共行政到新公共管理，再到包括全社会和全政府治理途径在内的全新治理模式。健康领域发生了很多转变，在一些国家，健康部门一直在进行治理改革。

19世纪后期，公共行政发展和壮大，成为主导的治理形式。在公共行政中，权力分层次地分布在专门的子单位或办公室之内，其职能和管辖权由稳定、详尽的规则决定，国家的工作人员是技术专业人员，其公共服务的任命日益基于绩效而不是基于与生俱来的权利或领导的支持（Osborne, 2009; Weber, 1922, 1978）。

20世纪70年代末到21世纪初，旧时代的国家和国际官方机构受到了批评。它们的特征是臃肿、低效、缓慢，无法应对新的、复杂的相互关联的挑战。例如滞胀，石油输出国组织的石油垄断，长期贫困和中低收入国家的不稳定以及全球金融危机，比如1987年的股市崩盘。这种描述也适用于国际层面，公私伙伴关系和产品开发伙伴关系的出现，致使国际组织和私营部门之间的合作更加密切，一些观察家称之为市场多边主义（Bull & Mcneill, 2007）。新自由主义经济理论的影响日益增长，以及各种新的社会挑战，考验了公共行政作为主导治理模式的能力，并带来了一种被称为新公共管理的竞争性制度，特别体现在盎格鲁—撒克逊国家中。

新的公共管理改革以私营部门为蓝本，使公共组织的管理方式更加层次化，更集中，更具创业性，强调对投入和产出的控制、评估、绩效管理和审计，在竞争和市场原则下使用资源分配合同，将政府职能外包给民间社会和私营部门这些更有效的行动者。新的公共管理改革往往忽视横向协调和随之而来的分散工作的问题，从而在一定程度上阻碍了效率和效力（Christensen & Laegreid, 2007）。

2.2.1 全新治理模式——全政府和全社会治理途径

新的公共管理侧重于公共部门组织的改革以及通过应用市场机制提高效率和效力，而新兴的治理模式则基于公共行政实践的变化背景以及由此产生的跨区域和跨部门的管辖权以及第三方关系的变化（Frederickson, 2005; Klijn, 2005）。下面描述的两种治理途径——全政府和全社会治理途径，都应用多层次治理的方法，有多利益相关方的参与（Frederickson, 2005; Klijn, 2005）。实行该治理模式需要政府承担不同的角色：作为总指挥（强制执行相关法规，为消费者和所有利益相关者界定界限和规则）；作为公共产品和服务的提供者；作为公共资源的管家；作为与其他司法管辖区、企业和民间社会组织合作的合作伙伴等（Dubé et al., 2009a）。

2.2.2 全政府治理途径

一些国家已经转向全政府治理模式，该模式下的政府有时也称为联合政府，它代表着治理在各级政府和治理部门的纵向扩散，以及在各个部门的横向扩散。

加拿大联邦可持续发展战略使环境决策更加透明，并对议会负责。为此，它建立了一个可持续发展规划和报告的框架，其中包括下列要素：为实现环境可持续性而采取的行动和取得的成果的一套完整的全政府整体框架；可持续发展规划和报告与加拿大政府核心支出规划和系统报告之间的联系；有效的衡量、监测和报告，以跟踪报告加拿大可持续发展计划的进展情况。为了提高透明度和问责制，该战略是由各级政府共同设想和实施的，并由环境部长全权负责。

全政府治理途径通常被认为是解决政府内部棘手问题的最适合的方式。这些活动是多层次的，不仅仅涵盖了地方和全球层面的活动和行动者，也越来越多地涉及政府以外的团体。全政府治理途径在制定公共卫生政策方面具有高度相关性，因为它要求所有行动者采取联合行动，健康和福祉则作为一项社会目标去完成。

在南澳大利亚州，总理和内阁部是主要的政府机构，向总理和内阁提供政策相关的专家建议，负责监督南澳大利亚州战略计划的实施，协调处理联邦政府与州政府之间的关系，并领导政府在一系列服务方面的举措，使其他政府机构和社区受益。将"健康入万策"的治理方式（称为健康棱镜分析，health lens analysis）直接纳入南澳大利亚战略计划，对政府整体采用健康和福祉的方法至关重要。

加拿大不列颠哥伦比亚省的"现在就行动"计划（ActNow BC）是一项跨政府的健康改善计划，旨在通过采取措施解决常见的危险因素和减少慢性病来改善不列颠哥伦比亚省的健康状况。启动该计划的不列颠哥伦比亚健康部门知道无法仅仅依靠该计划来实现既定目标，因为有许多因素影响人们做出健康选择，例如能够获得负担得起的健康食品，这些因素超出了其计划范围。为了克服这个障碍，总理任命了一位国务大臣，负责领导全政府进行治理并协调所有省级部委共同参与其中。交通部提供了社区资金去安置或拓宽自行车道。在农业和土地资源部支持的社区食品系统健康生活改进方案的支持下，12个原住民社区引入了社区花园和厨房，且所有部门都必须使用健康促进棱镜（health promotion lens）。

全政府治理途径通常用于解决中心缺乏指挥和控制的问题，以便通过新的组织设计和重组来实现优先级的确定或总体目标的完成。这种方法需要信任的建立、新技能的掌握、有凝聚力的文化和相同的道德观念。全政府治理耗费时间和资源，同时也需要整个系统和高层决策者的充分支持，但特别适合处理复杂的政策问题。康克林（Conklin, 2006）将该方法定义为对问题共识的达成以及对其可能解决方案的共同承诺。典型的全政府治理途径是作为中央战略单位而存在的，例如设立在总理办公室中，有时专门针对具体的优先事项，还包括内阁委员会、部际或机构间单位、政府间理事会、工作小组、牵头机构任务、跨部门计划和项目以及所谓的大人物，他们负责监督政策和说服各机构共同工作。它们几乎存在于公共政策的所有领域。在健康方面，全球艾滋病"沙皇"（AIDS tsar）或药品"沙皇"（drug tsar）举足轻重。一个方面是实行网络治理

（Christensen & Laegreid, 2007），找到更务实、更明智的合作方法，而不是创建新的、形式化的结构。

全政府治理途径包括多层次治理的复杂性，要求其在国家、地区和地方政府层面开展工作。目前许多国家已将公共卫生、卫生保健和一系列决定健康的因素的责任下放到地区和地方各级。治理产生于一系列国家和非国家行为体之间的相互作用，这些行为体在不同的管辖、地理和组织级别上以不同的形式和权限开展活动，符合多层次治理的理念（Hooghe & Marks, 2003）。多层次治理往往涉及全球和区域治理，涉及地方、国家、区域和全球政策领域的横向和纵向互动，还强调了地方政府在领导健康治理新方法方面的重要作用。

欧盟在欧洲地区设立了若干专门机构，如欧洲疾病预防和控制中心、欧洲工作安全与健康署和欧洲食品安全局，这些机构为欧盟、欧盟成员国以及公民的利益架起了桥梁。

全球治理领域的新合作形式吸引了人们的目光，与全球健康有关的组织数量显著增加。为阻止艾滋病病毒感染和艾滋病的传播而开展合法（包括艾滋病病毒感染者）而有效的全球治理运动，是治理扩散的主要催化剂。为了协调应对艾滋病这一全球性挑战，成立了联合国艾滋病规划署，许多民间社会组织也参与其中。如抗击艾滋病、结核病和疟疾全球基金，以及疫苗和免疫全球联盟等机构制定了新的多利益相关方治理规划。

2001年，英国各地的地方政府部门建立了地方战略伙伴关系。这些法定机构将所有公共部门服务提供者、企业和民间社会组织聚集在一起，在每个地区提供统一的公共服务，并改变了以往分散式提供公共服务的方式。

全政府治理途径不仅强调加强政府活动的协调和整合，而且注重协调和整合政府所代表的社会目标。"健康入万策"是全政府治理途径中的一部分，涉及健康部门以外的两个方面：其他部门如何影响健康，以及健康如何影响其他部门。由加拿大公共卫生机构等（Public Health Agency of Canada et al., 2007）进行的跨部门分析证实，这种平衡似乎正在从卫生的跨部门行动转向共同社会目标的跨部门行动。

阿拉伯联合酋长国联邦政府以加拿大、新西兰和新加坡成功的政府现代化政策为基础，设计了一个全面的办法来建立运行更灵活、更有远见的联合政府。一个处于政府中心的机构从国家领导人那里获得权力来支持现代化进程，这样的治理方式无疑是成功的。这样一个机构有四个作用：通过国家战略，支持总体决策；通过管理和协调跨部门方案的执行情况，确保问责制和计划得到正确实施；通过提高机构效率，提供完善优良的服务，实现灵活性并不断重塑政府；支持内阁决策并与利益相关者进行沟通交流。图1-7展示了这些作用及相关活动（World Economic Forum，2011）。

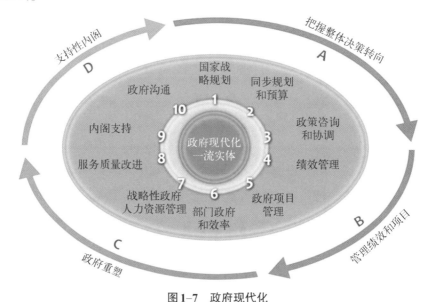

图1-7　政府现代化

资料来源：改编自 World Economic Forum（2011）。

2.2.3　全社会治理途径

全社会治理途径使治理的扩散变得更加复杂。通常情况下，棘手的问题需要的不仅仅是全政府治理途径，问题的解决通常会涉及许多利益相关者，特别是公民。由此，越来越多的平台和联盟被创建并致力于共同的社会目标。全社会治理途径旨在通过强调私营部门和民间团体以及议员等广泛的政治决策者的作用来扩大整个政府的作用和影响力。政策网络逐渐扩展到政府之外，囊括了其他社会行动者，尤其考虑到出现诸如肥胖和流感等棘手问题时。

根据世卫组织关于如何建立全社会预防流感方法的建议，建议各国政府采取以下行动：

- 建立跨政府委员会或工作小组来协调各项措施。
- 建立与公民社会和私营部门有关的论坛。
- 指派一个机构、部门或部长协调多部门机构或相关组织。
- 将有关某个具体问题的计划与国家管理流程、规划和委员会相结合。
- 为政策实施建立明确的法律和道德框架。
- 制定明确的、针对具体问题的计划，包括指挥链，所需的人力、物力和财力，以及将在何处获得这些资源。
- 建立地点、结构和标准操作程序。
- 使具体问题的计划与邻国的计划保持一致。
- 促进私营部门的参与。
- 分享计划以促进公众理解和跨境一致性。
- 与邻国（在会议或研讨会上）就其具有区域或跨境影响的计划进行咨询。
- 确定最脆弱、受影响最严重的社会群体，并制定保护措施。
- 确定哪些机构和组织将在所有目标地点为每个弱势群体提供最合适的服务。
- 规定政府（国家、地区、地方或社区）对每项行动负责的级别。
- 向地方当局提供有关规划的建议，并开展各级有效传播培训。
- 让国家和国际组织参与进来，并指定一个协调机构。
- 至少每年进行演练、模拟或演习，以测试既定计划的稳健性。
- 找出不足之处，并相应地修改计划。
- 私营部门、民间团体和国际组织也需要参与模拟演习。
- 总结经验教训。

全社会治理途径意味着要在复杂的网络环境中建立新的、更广的通信和更强的协作能力，突出大众媒体和全新通信形式的作用，并要求各方必须将资源和能力投入到该战略中。通过鼓励私营部门、民间团体、社区和个人的参与，全社会治理途径增强了社区抵御健康、安全和福祉威胁的能力。帕克特（Paquet, 2001）说："合作对于我们是必要充分条件。"全社会治理途径不再局限于单纯的机构之中：它影响和动员当地和全球的文化和大众媒体、农村和城市社区，以及所有相关的政策部门，如教育、交通、环境，甚至城市设计，并在肥胖和全球食品体系方面得到了证明。

例如，1987年，新西兰的一组重症监护专家决定参与"预防道路交通伤害"的活动，其核心是通过摒弃"意外事故"的概念来改变人们对道路交通伤害的讨论。宣传活动成为一项成功的游说活动，其基础是巧妙利用大众媒体，扩大宣传力度和采用创新型的宣传方式，包括通过无情地利用每一次车祸和每一次死亡来提高人们的意识，使人们感同身受。验尸官在报告道路死亡事件时采用了所有大众传播媒介都广为宣传的"撞车"一词，卫生部长对此表示赞同。是否在道路中间安装路障出现在报刊、电子传媒、政治家和公众视野中。1988年7月，奥克兰向议会提交了一份有16 000个签名的请愿书。由于交通部的压力越来越大，总理宣布了一项新政策，其中包括"所有新高速公路中间将部署路障，所有旧高速公路则进行改造"。该政策于1992年在奥克兰完成（WHO Regional Office for Europe, 2004）。

全社会治理途径是一种协作治理形式，强调通过规范价值观进行协调，并在社会中的各个行动者之间建立信任关系。而该方法通常意味着所进行的指导不那么规范，不那么致力于一成不变的方法，也不那么集中和分层。制定共同目标和指标，如美国"健康人群2020"，是一个很好的基础（David, 1998; Federal Interagency Workgroup, 2010; United States Department of Health and Human Services, 2010）。而许多欧盟政策都有类似的基础，因为在政策出台之前进行了广泛的磋商，尽管影响程度不同，但涉及所有利益相关者，无论是公共还是私人。

美国的"健康人群2020"反映了来自不同群体和组织的投入。愿景、任务和总体目标为实现该计划提供了结构和指导。虽然该计划是常规性的，但它们指出了具体的、重要的领域，如果美国要在2020年之前实现更好的健康，就必须在这些领域采取行动。其框架以美国卫生和人类服务部与其他联邦机构、公共利益相关方和咨询委员会之间的合作为基础，是在联邦机构间工作组的领导下制定的。

在欧盟，政策亦是如此（Greer & Vanhercke, 2010）：

> ……刻意保持一致通常被认为是不长久的；不同级别的政府相互联系，这一点至关重要，这意味着它具有较弱的等级性或根本不具有等级性；背离代议制民主规范，其中，问责制是根据透明度和同行审查来界定的；将上述框架目标结合起来，使低级单位和代理人有相当大的自主权，以便根据学习重新定义目标；建立在报告（关于其成绩）和参与同行审查（将结果与出于同一目的而寻求其他手段的结果相比较）的基础上。

"多利益相关方治理"这一术语，也称为"权力下放治理"，经常在全社会治理途径的大环境下使用。这些利益相关者通常包括国家、私营部门、非政府组织和公民团体的其他成员，如公民基金会（Burger & Mayer, 2003）。多利益相关方这一概念已进入公共卫生辩论的视野，特别是关于其合法性及提高解决问题效率的辩论，也被称为基于结果的治理。

虽然公民团体的参与现在已成为许多治理进程的一个公认的特点，尤其是基于其合法性，但私营部门的参与仍然饱受争议。

例如，为了扩大其影响力，不列颠哥伦比亚省的"现在就行动"计划（ActNow BC）的70多个合作伙伴涵盖了非政府组织、社区、学校和私营部门，他们正在不列颠哥伦比亚省各地为"现在就行动"计划提供各种项目和服务。其中一个项目是与不列颠哥伦比亚乳制品基金会合作，购买了900台冰箱，供给学校来储存牛奶、水果、蔬菜等新鲜食品。

几十年来，卫生部门认为，健康取决于其管辖范围之外的政策和程序，而大多数健康治理方面的重大进展都印证了这个观点，即所需的健康治理途径可以归为以下几点：跨部门健康行动、健康公共政策、健康入万策、健康的共同治理和健康决定因素的治理。基于前两章概述的论点，在新治理的动态和政策制定性质的变化方面，我们需从理解治理的过程和关系入手。

健康社会决定因素委员会报告（Commission on Social Determinants of Health, 2008）再次描述了构成健康状况的许多社会决定因素，对于社会和政治行动的许多领域来说，这些领域需要实现更公平的分配，它将跨部门辩论与对公平性的承诺联系得更加紧密。然而，许多国家未能在卫生与公平方面实现同其他行政部门的真正持续参与，这表明，需要对卫生和治理有更清楚的了解，才能取得进展。这需要共同认识到系统性风险和棘手问题，并通过全政府、全社会治理途径，接受所需，建立融合，以取得更好成效。

全政府和全社会需要做出的最重要的改变是，意识到改善健康和福祉是一个需要共同行动的首要社会目标。在其他部门的政策中，考虑健康问题成为其改善福利和更好地进行治理的社会承诺的一部分。

3.1 健康横向治理史上的三次浪潮[①]

3.1.1 第一次浪潮：跨部门行动和初级卫生保健

跨部门行动的定义是卫生部门与社会其他部门合作以努力改善健康结果。

在《阿拉木图宣言》（WHO, 1978）中，基层健康服务国际会议的与会者们表示，在20世纪后期应重新界定和加强各国政府（无论是发达国家还是发展中国家）在卫生健康方面的作用，跨部门行动是改善健康的关键。《阿拉木图宣言》要求制定一项全面的卫生战略，不仅要提供卫生服务，还需

---

① 改编自 Kickbusch (2010)。

要找到造成不良卫生状况的根本性的社会、经济和政治原因并予以解决。

这项旨在参与卫生治理的呼吁可被视为首次有系统地强调其他部门在现代卫生政策中对改善人口健康的重要性的尝试。这种新型治理方式是由卫生部门发起并在卫生部门领导下的理性决策模式。卫生部门可使用各种手段并向其他部门（如教育部门）展示如何促进卫生建设，以及促进卫生建设将会如何反过来助力于经济和社会发展。如今，"促进健康的跨部门行动"（intersectoral action for health）一词被广泛地用来表示跨部门的各种形式的行动和决策。皮克等（Peak et al., 2008）删除了"必须开展的协作"，并将"促进健康的跨部门行动"定义为"卫生部门以外的部门采取的行动（可能，但不一定是与卫生部门合作），就健康或健康公平的结果及决定因素采取的行动"。

3.1.2 第二次浪潮：健康促进和健康公共政策

《阿德莱德健康公共政策建议》（WHO, 1988）称："健康公共政策的特点是明确关注所有政策领域的健康和公平，并对健康影响负责。"

健康促进运动在20世纪80年代加强了对动员其他部门参与卫生工作的呼吁。《渥太华健康促进宪章》（WHO Regional Office for Europe, 1986）将"制定健康公共政策"作为促进健康的五大行动领域之一，其他几项分别为"创造支持性环境""强化社区性行动""发展个人技能"以及"调整卫生服务方向"。健康公共政策将与《渥太华健康促进宪章》的其他四项战略一起执行，以便充分发挥效力。

《渥太华健康促进宪章》明确指出，健康是在人们生活、爱情、工作和娱乐的日常生活中产生的。它扩大了健康决定因素的概念，包括环境挑战和人的赋权。虽然它仍将管理的概念集中于国家和公共部门的政策，但它对新型伙伴关系和方法开放了战略思维。对健康的新生活方式和环境挑战的关注要求对卫生以外的部门（国家和国际的层面）进行监管，而对支持性环境的关注则通过设置共同健康目标的方法来实现，例如"世卫组织欧洲健康城市""健康促进学校"和"健康工作场所"等优先发展领域。这种健康促进方法减少了利益相关者、卫生部门与其他政府部门之间的隔阂。健康促进专业人员被认为是健康的经纪人，而非执行者。

1988年，在澳大利亚阿德莱德举行的第二届国际健康促进大会上讨论了一些选定的政策问题，这些问题需要政府各部门采取协调一致的行动，例如维护妇女健康、强化食品营养、减少烟草和酒精消费以及创造支持性的健康环境。《阿德莱德健康公共政策建议》（WHO, 1988）敦促各国政府针对健康风险及社会决定因素采取相关行动，强调公平是健康的重要社会决定因素并引入相关的问责机制（WHO, 1997a）。这一治理理念促进了利用健康风险因素及社会决定因素的变化来评估政府公共政策的实施效果及其对健康的影响。

健康促进和健康公共政策推动了许多治理方面的创新。在治理方法中，健康促进重新被设置为健康公共政策的一个关键类别。世卫组织欧洲健康城市项目等倡议重新确立了地方行动的重要性，以及城市规划、分区、绿化、住房、交通、社区凝聚力和健康之间的联系。在环境和网络方法中，健康促进和健康公共政策更像是一种渐进主义而非理性的政策模式；在这种创新的社会模式中，卫生部门扮演着倡导者和经纪人的角色。第二次浪潮比第一次跨部门行动更大程度地认识到，复杂的决策必须考虑到制度和个人理想方面的利益、价值观和既定立场。在关注个体行为改变二十年之后，健康促进行动表明（如同环境等其他政策领域一样），必须在因果层面解决问题，并且必须采用联合政策的方法（见图1–8）。这凸显了其他部门对健康的责任，并促进了健康影响评估。

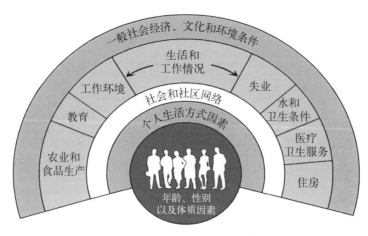

图1–8　人群健康的决定因素

资料来源：Dahlgren & Whitehead（2006）。

今天,"跨部门行动"和"健康公共政策"这两个术语经常被随意地使用,然而,跨部门行动不一定包括政策部分,健康公共政策也不一定需要跨部门行动,一个部门,比如金融或教育部门,可以实施对健康产生重大影响的政策,即使这并非该部门本意,也没有卫生部门参与。即使出于财政原因而采取措施,比如增加对酒精、烟草或软饮料的税收,也会给健康带来影响。

3.1.3　第三次浪潮：健康入万策

根据斯托尔等（Ståhl et al., 2006）的说法：

> 当规划所有部门的政策,在各种政策之间作出选择,以及设计执行战略时,"健康入万策"通过健康决定因素来考虑其他政策对健康的影响。它还检测了现有政策的影响。最终目标是通过向决策者阐明政策与干预措施,以及健康决定因素和随之而来的健康结果之间的联系,加强循证决策。

促进健康的跨部门行动通常采取项目的形式（Public Health Agency of Canada et al., 2007）,这为检验卫生横向治理的要素提供了机会。在欧洲,大规模的健康促进项目,如"威尔士心跳"（Heartbeat Wales）（Capewell et al., 1999）和"北卡累利阿"（North Karelia）项目（Puska et al., 1995）,提供了进一步的动力和更多的经验。然而,在政府层面采取系统方法,然后转向全社会倡议的例子较少。芬兰是最接近的,因为芬兰几十年来一直在实施一项政治范式转型。芬兰的横向卫生治理方法更侧重于在政府内部全面重新定义健康,最终使第三次浪潮"健康入万策"应运而生（Puska & Ståhl, 2010）。

1972年,芬兰经济理事会将健康问题纳入审议,芬兰的公共政策优先考虑人口健康及其公平分配。自20世纪70年代以来,芬兰持续采用各种方法来实施横向卫生政策,特别是在应对严重心血管疾病方面。芬兰于1986年通过了基于跨部门行动的国家保健方案,该方案在《渥太华健康促进宪章》（WHO Regional Office for Europe, 1986）中被用作健康公共政策的典范。该方案改变了国家政策,特别是在农业和商业等领域；一个关键因素是减少对高脂肪含量产品（如牛奶）的农业补贴，而补贴则用于促进国内水果和蔬菜产品的生产。根据其经验，芬兰于1999年在担任欧盟轮值主席国期间在所有政策中提出了一项关于健康保护的决议。这促使欧盟采取了几项行动，其中最重要的是于2000年在所有欧盟政策中启动的针对特定部门的健康影响评估。

芬兰以其在卫生横向治理方面的经验为基础，将"健康入万策"作为2006年芬兰担任欧盟轮值主席国期间的一个重要主题。欧盟理事会（Council of the European Union, 2006a）在其主席任期结束时通过了一项结论，邀请欧盟致力于：

- 应用议会机制，确保有效的跨部门合作，在所有政策部门中实现高水平的卫生保健；
- 评估立法及非立法建议对健康的影响；
- 审议所有政策部门的决策对卫生的影响，特别强调健康公平。

"健康入万策"显然是建立在前两次治理的基础上的——从初级卫生保健和健康促进的合作方法中取长补短。"健康入万策"是对健康在21世纪的经济和社会生活中发挥的关键作用的一种创新型治理手段，这种治理超越了跨部门行动和健康公共政策，尽管这些术语仍然可以互换使用。"健康入万策"是一种政府决策的网络方法，是一种以卫生为重点的全政府方法，其基础是接受政策领域的不同利益以及在决策者之间建立关系以确保政策结果。

澳大利亚政府管理咨询委员会（Australian Management Advisory Committee, 2004）表示：

"全政府"指的是公共服务机构跨部门工作，以实现共同的目标和政府对特定问题的综合反应。方法可以是正式的，也可以是非正式的。他们可以专注于政策制定、项目管理和服务提供。

《关于"健康入万策"的阿德莱德声明》（WHO & Government of South

Australia, 2010）收录了这一做法，认为需要在各部门之间建立新的社会契约，以促进人类发展的可持续性和公平性，并改善卫生结果。这需要一种新的治理形式，在政府内部、跨部门和各级政府之间建立联合领导。健康和福祉治理既需要政府全方面的努力，也需要社会全方面的努力，以解决根本性的健康问题，包括肥胖和心理健康等棘手的问题。卫生部门应该与他人协商，但并不能总是以卫生部门为主导。应将卫生部门视为"利用新型领导、技能、信息和情报网络中的众多跨部门的参与者之一"（WHO，1997a）。

在向知识社会过渡的过程中，使私营部门和公民团体以有意义的方式参与设计和实施改革变得越来越重要，在知识社会中，权力和智慧在整个社会中都得到了传播。然而，政府的角色必须有力和明确，特别是在不公平分配方面。通过加强协调、整合、能力建设和政府整体建设，国家能够更好引导和协调社会发展，促进健康、福祉、公平的善治。

卫生部门：一个仍在形成中的现代概念

卫生部门经历了类似于治理的变革，而健康和福祉在经合组织列举的政策领域中占有一席之地（OECD, 2001）。职能上独立的卫生部是一个相对较新的现象。19世纪中叶，许多城市都设有公共卫生部门，拥有广泛的权力。例如，1849年，纽约卫生委员会拥有法定权力，"自己做或促使其他部门做所有他们认为可能维护城市健康的事情"（Rosenberg, 1962）。

随后，国家的卫生部也开始建立。例如，在德国，联邦卫生部于1961年作为一个独立的部门成立；随后，它经历了各种变动，加入了有关青少年、家庭以及妇女方面的职责，直到1991年，它再次成为一个单独的部门。2002年，它被赋予了社会事务的责任。2005年，它的职能再次回到健康层面上。而法国卫生部门职能的变动更大，且依赖于总理的拨款。自1921年成立以来，法国卫生部的职能已扩大到一些其他层面上，比如劳工、养老金、家庭、老年人和残障人士。如今，法国卫生部还负责体育和妇女事务。而在瑞典，现在的卫生和社会事务部的职责包括社会服务和安全、卫生和医疗保健、公共卫生以及儿童、老年人和残疾人的权利。该部门有四名部长，分别负责卫生和社会事务、公共行政和住房事务、社会保障事务、儿童和老年人事务。

在西欧国家，例如法国，由于对卫生和健康问题的关注日益增加，将健康保险的责任从健康转移到社会资产方面，在重组期间，部门职责往往会发生变化。这类决定是出于政治考虑：在由联合政府管理的国家，各部门的组成是根据可能担任部长的人选及其重要性和特点来进行调整的。

东欧国家卫生部门的人员构成变化较小。例如，在克罗地亚，卫生部和劳动与社会福利部于2003年合并为目前的卫生和社会福利部。匈牙利是个例外，在2010年4月的选举之后，该国的机构组合发生了深远的变化，成立了一个超级部门，即国家资源部，它综合了社会事务、卫生、教育、青少年、体育和文化等方面的机构。中亚国家的卫生部门则很少发生变动。例如，哈萨克斯坦和土库曼斯坦的卫生部自1991年成立以来，其职能组合没有发生重大变化。

20世纪，卫生部门的主要作用是组织卫生保健，这对财政和组织形成了越来越强的挑战。公共卫生往往没有得到必要的优先重视，只有少数几个卫生部门系统地采用了"健康入万策"的办法。尽管流行病从传染性疾病逐步过渡到慢性非传染性疾病，但重点仍然是保健和治疗，而不是促进健康和预防疾病。此外，尽管世卫组织欧洲区域办公室于1984年通过的许多卫生政策文件和"人人享有卫生保健"的倡议强调了部门间的交流，但大多数国家仍很少注意卫生部门以外的其他部门的政策。

21世纪，卫生部门的作用必须再次转变为全政府和全社会治理。卫生部门是跨部门网络的一部分，通过各种协作机制，将新型的领导、技能、信息和情报用于实现社会目标。

4 健康善治

4.1 何为善治?

包括欧盟、经合组织和世界银行在内的几个国际组织已经为各国政府制定了善治(good governance)的原则。在某种程度上,这些原则与良好的团体治理准则并行出现,成为公司行为的标准。最近,非政府组织也在应用这些标准。世界银行对治理的定义(World Bank, 2011)很好地阐述了对与政府相关的善治的理解:

> 我们将治理定义为一个国家为公共利益行使权力的传统和制度。这包括:① 挑选、监测和更替当权者的过程;② 政府有效管理其资源和执行健全政策的能力;③ 尊重公民、国家和管理国家经济社会交流的相关机构。

主要捐助者和国际金融机构已经进行了越来越多的改革,以确保善治成为获得援助和贷款的先决条件,类似的标准也适用于加入欧盟。根据联合国开发计划署(UNDP)的说法,善治是问责制的、透明的、即时反应的、讲究公平和包容的、有效和高效的、参与式的,以共识为导向并遵循法规(见图1-9)。非德勒和绍博(Fidler & Szabó,出版中)提供了有关健康善治措施的更多信息,以及对中欧和东欧卫生与健康治理的分析。

经合组织(OECD, 2012)采用相似但更广泛的方法,并定义了良好的、有效的公共治理,其定义如下:"(它)有助于加强民主和人权,促进经济繁荣和社会凝聚力,减少贫困,提高环境保护和自然资源的可持续利用,深化对政府和公共管理的信心。"因此,善治是超越具体政策、部门和行动者的指导原则的混合体。就这一点而言,应把善治理解为一个过程,而不是一个目标,应该用动态的眼光看待它,而不是用静态的眼光看待它。善治是一种理想;在没有正确理解发展背景的情况下运用善治原则通常被

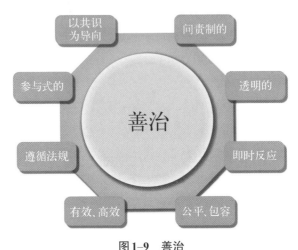

图1-9　善治

资料来源：UNDP（1997）。

认为是不合理的。尽管在联合国范围内，善治的概念范围经常被缩小到针对反腐败问题上，但我们依然认为善治的概念是一个必要的、有助于认知的概念（有智慧的帮助性概念）。它可以通过联合国开发计划署（UNDP）定义的八个方面协助每个卫生系统分析实现善治的进程。本书引用了各种实现这一目标的工具和机制，例如，使用数字治理（电子政务）来提高透明度和参与度。"善治"一词有时与伦理治理（ethical governance）的概念互换使用；然而，健康和福祉的善治有两个更大的特征：价值和证据之间的关系，以及指导价值体系进行伦理治理的作用。我们提出四个价值取向。

4.2　价值体系的导向作用

价值观已成为卫生辩论的核心，反映了在一个多元化、全球性、多利益相关者的世界中寻求方向的努力：民主社会必须对"如何造就一个良好的社会"不断地进行辩论。世卫组织成员国承诺遵守《世界卫生组织章程》（WHO, 1946）以及许多其他文件中规定的价值观，无论是全球性的还是区域性的。"人人享有健康保障"的呼吁突出了公平的价值，在乔纳森·曼（Jonathan Mann）的领导下，世卫组织"艾滋病病毒/艾滋病战略"重新重视人权问题。面对许多外部压力，这些举措并不一定能转化为一国之策。

1984年，世界卫生组织欧洲区域的成员国就"欧洲人人健康"的区域性目标（WHO Regional Office for Europe, 1985）中的一系列价值观达成了一致意见。2006年6月，欧盟成员国的卫生部长们一致认为，卫生服务必须以"普遍性，获得优质护理，公平和团结的全面价值观"为基础（Council of the European Union, 2006b）。欧盟理事会根据以下共同价值观和原则发表声明：

- 普遍性意味着确保人人可享有卫生保健。
- 公平是指根据需要，不分种族、性别、年龄、社会地位或经济能力，平等地享有卫生保健。
- 互助共济与卫生系统的筹资计划密切相关。它要求各国通过公平分配所有公民的健康和保健服务费用，确保普遍获得必要的保健服务。这主要是通过基于互助共济的社会医疗保险来实现的，其中富人补贴穷人，健康的人补贴患者。
- 获得优质护理是指政府承诺提供质量最好的护理，以患者为中心，并根据个人需求做出反应。

这些价值观依旧是世卫组织欧洲区域成员国卫生系统的核心。如上所述，今天人类对健康的理解超越了对卫生系统的理解。健康和福祉被认为对一般的善治和全政府以及全社会的责任至关重要。因此，健康必须以超越日益变动的卫生保健系统的价值和原则为基础。比亚内·汉森（Bjarne Hanssen）在2009年担任挪威卫生和护理服务部长时表达了这一观点（Strand et al., 2009）：

> 减少卫生不公平是一项全政府挑战。它需要跨部门行动，这非常苛刻。然而，这是减少社会因素造成的卫生不公平的唯一途径。挪威政府有义务为建设一个人人都有平等健康生活机会的社会而行动。

根据对文献的分析，我们提出四个相互关联的概念来构成健康善治的价值框架：健康作为一种人权，健康作为福祉的一部分，健康作为全球公共利益，以及健康作为社会正义。

4.2.1 健康作为一种人权

新的欧洲卫生政策"健康2020"基于广泛的一致意见，即卫生政策、方案和做法可直接影响人权的享有，不尊重人权会对健康产生严重后果。保护人权被认为是保护公众健康的关键。因此，以人权为基础的卫生方法是实现和切实表达健康权和相关权利的治理方法。

健康是一项人权，是实现人类尊严不可侵犯的基本原则所不可或缺的。许多国际条约和公约都认可了这一权利，体现了对健康和其他人权的影响。如《世界卫生组织章程》（WHO, 1946）、《世界人权宣言》（United Nations General Assembly, 1948）和《经济、社会及文化权利国际公约》（United Nations General Assembly, 1966）这份具有法律约束力的国际法文书。

每个国家都批准了一项以上承认健康权的国际人权条约。在115个国家的宪法中也提到了健康权，但通常只与个人获得医疗保健和医疗设施有关，而健康权还包括可以带来健康生活的其他因素，包括对健康的保护，如：

- 安全的饮用水和适当的卫生设施；
- 安全食品；
- 充足的营养和住房；
- 健康的工作和环境条件；
- 与健康有关的教育和信息；
- 性别平等。

根据联合国人权事务高级专员办事处和世卫组织（Office of the United Nations High Commissioner for Human Rights and WHO, 2008）的定义，健康权包括一系列不可剥夺的自由和权利，例如：

- 享有卫生保障体系的权利，该体系为每个人提供平等机会，使他们享有可达到的最高健康水平；
- 疾病的预防、治疗和控制权；

- 获得基本药物；
- 孕产妇、儿童和生殖健康。

因此，健康作为一项人权，既是法律义务，又是一套适用于以人权方式对待全球健康的价值观。

综上所述，尽管公共政策都是在21世纪道德或现有的政治思想中制定的，但是任何部门或行动者都不能忽视尊重人权的要求，因为人权涉及健康治理的核心价值及众多问题。通过界定权利和义务，公民身份赋予了公民的权利，这些权利必须得到国家的保障，与之对应的个人需求则通过市场来满足（Jenson, 2009）。然而，人权超越了19世纪和20世纪初的公民身份的概念：它们具有普遍性和不可剥夺性，基于人的尊严，而不是基于公民权利和政治权利的制度，这些制度界定了国家、市场、社区和个人的责任和作用的界限。

4.2.2　健康作为福祉的一部分

在一段时间内，国际社会一直在讨论创造社会财富和社会增长的价值，而不是仅靠GDP衡量的经济增长的价值。自1990年以来，联合国定期通过人类发展指数（Human Development Index）来衡量国家的福祉，其目的是将发展经济学的重点从国民收入核算转向以人为本的政策（UNDP, 2011）。自2010年以来，该指数结合了三个方面：长寿和健康的生活，即出生时的预期寿命；获取知识，意味着受教育年限和预期的学校教育年限；体面的生活水平，即人均国民总收入。在2011年人类发展指数（UNDP, 2011）中，世卫组织欧洲区域成员国的排名从187个国家的第1（非常高）到第127（中等）不等。福利政策被认为是对21世纪公共政策目标的一种重新定位，这些目标为伙伴关系和共同行动提供了一系列健康和福祉的可能性。

许多欧洲组织和国家已经开始重新制定其目标。例如，欧盟委员会（European Commission, 2009）根据欧盟委员会、欧洲议会、罗马俱乐部、经合组织和世界自然基金会等合作伙伴的广泛工作，发布了一份政策文件——《GDP及其超越：在变化的世界中衡量进步》。在过去十年中，包括澳大利亚、加拿大和荷兰在内的一些国家都制定了国家级的福祉措施。

在英国，国家统计局已开始就新的福祉措施进行全国协商，征求公民和组织的意见。在德国，一个关于增长、福祉和生活质量的议会研究委员会于2011年1月开始运作，以确定如何使生态、社会和文化标准与国民生产总值的衡量标准相辅相成。2009年，在法国，经济表现和社会进步测量委员会提出了衡量社会福祉的建议（Stiglitz et al., 2009）。欧洲委员会为所有人介绍福祉，强调了必须分享福祉，否则福祉将不能实现。由前国家元首组成的马德里俱乐部一直在其共享社团项目中举办高级别论坛，使现任领导人更好地了解加强社会凝聚力的政策的好处，了解社会凝聚力对福祉和经济绩效的贡献，以及加强社会凝聚力的回报和手段（Birkavs & McCartney, 2011）。

在这种价值观的转变中，一个社会的成功是用其福祉来衡量的，而不是经济增长，在这种价值观的转变中，健康被理解为福祉的一个基本组成部分，并成为衡量成功的核心要素。这一变化将经济的重点从商品生产转移到更广泛的总体福祉衡量，包括健康、教育和安全的收益、收入不平等的影响以及衡量可持续发展对后代经济影响的新方法。正如罗伯特·肯尼迪（Robert Kennedy）1968年在美国堪萨斯大学的一次演讲中所说，"国民生产总值没有考虑到我们的孩子们的健康、他们的教育质量或者他们游戏的快乐"（John F. Kennedy Presidential Library and Museum, 1968）。因此，追求幸福促进健康应从一个部门的目标扩大为一个全面的社会目标，它需要政府最高一级的承诺，更需要整个社会的承诺。通过包含幸福感的主观测量，来验证人们的经验和观点。

4.2.3　健康作为全球公共产品

气候变化和传染病暴发等全球性挑战（例如，2003年的非典和2011年的大肠杆菌）都让人回想起公共产品概念中固有的价值观，比如和平与安全、法律与秩序、街道标识和道路交通规则等一些公共领域的东西。如果这些公共产品供应充足，每个人都能从这些公共产品中受益；如果这些公共产品供应不足，每个人都可能受到损害，例如，法律和秩序受到损害，则犯罪和暴力盛行。随着挑战及其决定因素跨越国界，民族国家在独自解决这些问题方面变得不那么有效，公共产品变得全球化。因此，国家和地方当局曾经保证的服务和条件现在要求各国在区域内乃至在全球范围内开展国际合作。许多全球卫生挑战及其解决方案具有全球公共产品的特性。

公共产品的提供和治理给国家带来了被称为集体行动问题的特殊挑战。每种商品的提供方式可能不同，对不同的人有不同的激励方式。提供全球公共产品是一个高度复杂的治理过程，涉及许多行动者、层次和部门。在2009年的大流感（H1N1）中，许多国家必须采取行动，每个国家的许多机构都必须参与其中，世界卫生组织的许多部门都发挥了重要作用，制药业不得不开始生产疫苗，全球许多人采取预防措施或寻求治疗，以回应大众媒体和其他行动者（如学校和雇主）的宣传活动。大多数全球公共产品的成功供应遵循一个共同的过程，即其中几个或所有国家采取国家层面的措施来纠正对全球公共产品的供应不足，例如加强结核病控制。健康作为一种全球公共产品，与"促进健康的全球公共产品"的概念略有不同，它提供了一种对相互依存进行有效治理的价值体系。联合国在艾滋病病毒感染和艾滋病、气候变化以及妇女和儿童健康方面的活动反映了对全球公共产品的这种承诺（Orr, 2011）。

4.2.4 健康作为社会公平的一部分

在欧洲，要采取有效措施来消除健康鸿沟，就必须在善治的价值观中纳入健康公平。世界卫生组织欧洲区域办公室对健康差异的社会决定因素的回顾（Mackenbach et al., 2008）表明该地区和国家内部存在广泛的健康不公平。除非采取紧急行动，否则这些差异将会加大。证据表明，一个人的社会地位越低，他或她的健康状况就越差；然而，在大多数情况下，这些证据不足以动员公众强烈抗议或说服各国政府，告诉政府缩小健康差异是整个政府的当务之急。

有许多因素影响一个国家健康不公平的模式和程度，包括就业的性质和类型、住房、环境条件、收入水平、安全、教育和社区资源，但这些都不在卫生部门的直接控制范围内。与此同时，健康公平和不公平的许多决定因素也是其他部门的优先事项，包括教育绩效、社会包容、社会凝聚力、扶贫和社区适应性和福祉。这些决定因素是各部门共同行动的一个结合点，如果适当注意它们的分配，将有利于健康和健康公平。

许多在解决健康不公平问题方面具有丰富经验的国家正在转向一种基

于与其他部门和利益相关方共享公平决定目标的方法。在这些方法中，健康公平越来越成为几个进步指标之一。健康公平可以被视为一种指导价值体系，以促进在社会凝聚力和生活质量方面为多个部门和整个社会所带来的利益。在整个政府和社会采取卫生措施的关键行动领域中使用新的或加强的工具和机制，可以促进决策中声音和观点的公正性。

4.3 价值观与证据之间的关系

知识社会中的善治有三个组成部分：知识、法律规定的程序和社会价值（Klinke & Renn, 2006）。国家和社会共同创造知识以及追求更好的证据推动了当代政策，通过独立机构和专家团体在新的民主和治理模式中体现出来。治理过程越复杂，涉及的利益相关者越多，拥有共同价值观就越重要。如果认为任何政策都可以完全基于证据，那是错误的；知识的产生和所谓的证据总是嵌入现有的价值观和信仰中。

根据厄兹代米尔和诺珀斯（Özdemir & Knoppers，出版中）的观点：

> 社会因素，如人类价值观和认识方式——我们选择了解什么以及如何了解它——明确地影响将要产生的科学知识。科学假设的选择和框架、实验方法和数据解释都可能受到专家及其机构的价值体系的影响，而这些价值体系往往隐含于科学的决策中。

证据和专家建议只是这个"联合生产方程"的一个要素。制定政策的依据在不断演变；在某些情况下，不同来源的结论和建议是不完整的或矛盾的。因此，知识社会的治理要求决策者充分意识到与证据共存并且往往与证据不可分割的价值观，并允许他们通过参与过程进行辩论。

价值观可以被定义为适当的行动或结果的广泛偏好。因此，它们反映了一个人的是非观及大局观。价值观影响态度和行为，通过制定家庭和社会领域，以及有着不同的社会治理价值观和原则的社区与社会之间可接受的行为规则（即道德）和标准（原则）来形塑政策制定及整个社会。价值观可以是全球的和区域的。人人享有平等权利的概念以及人民应该得到尊重和尊严，在民事和人权等原则中几乎得到普遍认可。公平、社会公正和人权等价值观的认识论是建立在道德哲学基础之上的。证据的认识论是基于逻辑和科学的哲学。根据麦奎因的说法（McQueen，出版中），"这些可能被视为非常独特的传统和经常在欧洲历史上存在争议的传统"。然而，在知识社会中，价值观和证据是同一枚硬币的两面，它们会影响彼此。无论是否有意，证据和价值观一起应用；科学事实和社会信仰之间的二分法并不像通常所认为的那样大，两者之间也不容易分开。

在应对政策制定中的不确定性时，一般倾向于仅依靠证据，而忽视社会价值观塑造证据的方式。例如，预防性原则代表一种价值体系，它将证据（或缺乏证据）作为管理风险的决定性因素。它指出，面对不确定性时，如果存在不可逆转的损害风险，无论是否存在有关这种风险的科学证据，都应该停止创新或行动。对科学的信仰在欧洲思想中根深蒂固。科学寻求对什么有效以及为什么有效的明确解释。只要医学被视为科学，公共卫生被视为科学驱动的工作领域，这些学科就必须对科学证明的严谨性负责。以循证医学和循证政策为框架的问责制的兴起，几乎与卫生领域公平和社会正义等价值关切的兴起同步。麦奎因（McQueen，出版中）进一步探讨了价值观在健康治理中的作用。

预防原则是对环境问题的关切和公众对1990年代的发展（如转基因生物、核能、臭氧消耗和气候变化）所感知到的恐惧而做出的回应，这些共同导致了风险社会的概念（Beck, 1992）。这一概念促进了治理机制的出现，这些机制被认为可以通过预防或阻止与新兴技术相关的不可逆转的环境变化和社会风险来确保确定性。预防原则将以前中立的科学立场改变为价值体系之一，这样，面对科学的不确定性，"为了防止潜在的不可逆转的损害，应树立居安思危、防患于未然的危机意识"（Jonas, 1985; Özdemir & Knoppers，出版中；Tallacchini, 2005）。

医学研究所（Institute of Medicine, 2011）建议，"健康入万策"可以"被视为预防性原则的一种表现形式：首先，其他政府部门制定的政策或法律不会损害健康"。它引用了加州的清洁空气法案来说明这一原则。

预防原则意味着应当严格审查用于管理的价值，其严格程度应与寻找证据和评价证据的严格程度相当。虽然社会决定因素与良好公共卫生之间的密切关系数十年来已为人所知，但世界卫生组织健康问题社会决定因素委员会（WHO Commission on Social Determinants of Health, 2008）的报告以强有力的证据支持了这一主张，并以新的方式汇集了这些知识。然而，针对与价值有关的健康不良因素采取有效行动，仅仅有知识还不够。"关于如何有效地改变这些因素的研究还有很多问题，事实上，从政治哲学的角度考虑，这些因素的价值取向可能和良好健康的基本价值观不一致"（McQueen，出版中）。例如，行为变化对于对抗非传染性疾病风险因素的行动至关重要。然而，诸如选择自由等基本价值观不利于处理健康决定因素的某些行动，并影响各种政治取向的决策者愿意接受的证据类型和论点。

因此，必须重新讨论健康治理方面的价值。科学（如证据）和社会（如价值观）之间陈旧的、错误的分离必须被消除，以便能够共同解释和审议这两个不可分割的知识链。良好的健康治理必须以扩大对健康的理解为基础，其中健康被确认为人权、福祉、全球共同利益和社会正义的核心组成部分。基于对健康善治的理解，并认识到整个政府和社会应为健康善治承担责任，应举行多方审议，以确定超越现有的普遍健康价值观和指导原则。桑德尔（Sandel, 2010）认为，讨论关于如何理解和处理公平和正义的不同立场将加强社会建设。他对道德参与政治的呼吁非常符合解决影响健康分配和健康决定因素的复杂多样因素的要求。

　　在知识社会中，纯粹基于规范考量的政策决策逐渐被循证的政策决策所取代。同时，决策的制定要求有新的方法处理并描述相关的不确定性，尤其当知识取代多数表决成为权威基础之际。知识始终是充满疑问和可变的，相关的不确定性也会随之增加。"慧治"（smart governance）是描述公共和国际组织在日益相互依存的情况下正在进行的重大体制调整的一种方式。慧治是维尔克（Willke, 2007）创造的一个术语，它是"构成能够应对知识社会的条件和紧急状态的一种治理形式，是原则、因素和能力的综合体"（见图1–10）。

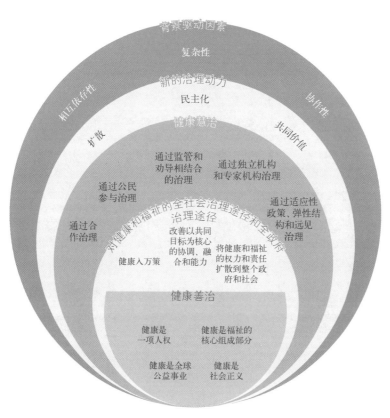

图1–10　健康慧治

5.1 概述

本节就如何解决21世纪的治理安排、多层面和复杂的健康挑战等棘手问题提出建议。这就需要在各个领域采取综合、动态的对策，使健康成为政府所有部门的共同目标，并将其与福祉更明确地联系起来。在前面的部分中，我们强调了两个特点：

- 权力和责任在各级政府和社会中分散。随着对民主和共同价值态度的转变，这些趋势正在以新的全政府和全社会治理途径结合在一起，为制定和执行公共卫生政策提供了一个新的框架。
- 善治的概念已扩大到包括健康和福祉等愿望。人权、福祉、全球公益事业、社会正义和公平等价值观是指导健康领域道德决策的原则（见图1-11）。

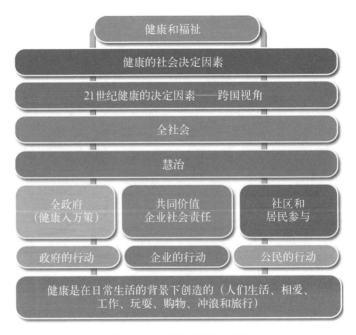

图1-11　21世纪的健康治理

资料来源：KickBusch（2011）。

除卫生部门以外，其他部门也面临着这些挑战。总的来说，基于部门的治理方法不适合上文所述的21世纪相互依存的世界。正如健康寻求其他部门的支持一样，卫生部门也必须开始考虑卫生如何促进或对抗其他部门的议程，以及其如何促进整体社会福祉。正如健康文件中经常指出的那样，仅仅领导卫生是不够的。如果所有部门都对整个社会负责，那么卫生部门也应该如此。

随着政府在保持合法性和改善绩效方面面临着越来越大的压力，它们逐渐增加了新的治理形式，主要是在政府内部以及与非国家行为者建立新的战略关系。我们选择使用"慧治"一词来制定一套创新的方法，以解决最具挑战性的健康问题。欧洲和世界许多其他地区已经在进行健康慧治，各国政府正在以新的方式对待健康治理，其基础是对健康的更广泛的理解以及国家和社会合作方式的变化，正如本研究的前几节所讨论的那样。在卫生专业人员及其组织以及学术界和卫生技术产业的参与合作下，卫生部门的界限正在被重新界定。迄今为止，这些利益相关者没有充分应对新的治理挑战，尽管它们是公共卫生和医疗服务的主要提供者。他们的意见和观点对于制定切实可行的政策至关重要。例如，由于在2009年大流行性流感（H1N1）疫情期间缺乏与卫生专业人员的协作，许多护士和医生拒绝接种疫苗，因为他们不确定疫苗是否安全。如果卫生专业人员不支持观点和政策的转变，善治就无法充分实现。

在欧洲，无论政策是哪个部门制定的，健康影响评估都有助于决策者作出更为明智、更具前瞻性的决策，以避免对健康造成意外影响。同样，在南澳大利亚州，卫生部门正在向其他部门提供专门知识，为从水安全到可持续运输系统等各种挑战提供卫生视角。将"健康入万策"的方法制度化，纳入整个政府战略计划，将有助于其他部门在实现其目标的同时促进健康，而不是给它们带来额外负担。

健康影响评估是一项决策支持措施，适用于地方、联邦或省、国家和国际层面的决策。它也适用于各部门，并对健康不平等的决定因素做出敏锐的应对。维斯马尔等（Wismar et al., 2007）根据理论研究和案例研究，结合北爱尔兰和瑞士提契诺的空气质量，以及欧盟调整了农业政策后斯洛文尼亚的粮食生产和营养等案例，讨论了健康影响评估及其在欧洲制度化的有效性。所有的17个案例研究都证明了健康影响评估的有效性。

5.2 健康慧治的五种类型

健康慧治确定了政府如何在战略角度从如下五个层面应对主要的健康挑战：

- 协作；
- 参与；
- 监管和劝导教育的结合；
- 独立机构和专家机构；
- 适应性政策、弹性结构和远见。

慧治也可以理解为智慧能力的应用，奈伊（Nye, 2011）将其定义为"胁迫和支付的硬实力与说服和吸引的软实力的结合"。虽然硬实力（如使用或威胁使用军事干预、经济制裁）和软实力（如外交、经济援助和通信）完全是描述性术语，但智慧能力也涉及评价。健康和福祉的慧治意味着国家利用硬实力和软实力，与其他政府和社会行为体建立更复杂的关系。这未必会削弱其作用或权力；事实上，在卫生治理和健康治理方面，各国通过新的合作安排扩大了应对新挑战的权力。例如，卫生部和卫生部门作为现在承担着社会中最大和最重要职责的部门之一，具有重大的经济和社会影响，通常也是监管最严格的部门之一。与此同时，许多国家一直在将监管权力扩大到日常生活和市场之中，以应对肥胖、吸烟、酗酒、非法药物使用、环境保护和食品安全等健康挑战。在欧洲，国家的作用更加复杂，因为在欧盟背景下，治理动态发生了变化。在全球化和市场化的时代，21 世纪健康治理面临的一个挑战是如何协调卫生和市场的利益，以改善公共利益，而不是为个人利益服务。在欧盟，这需要在市场效率与社会（和健康）保护之间不断取得平衡（Scharpf, 2002）。

5.2.1 通过协作进行治理

跨部门合作、机构间合作、辖区间合作、战略伙伴关系和多方利益相关者、多层次、协商和网络治理等术语往往差别很大，但它们都指向同样的问题：国家和社会在21世纪是如何共同治理的。

多方利益相关者的讨论几乎渗透到健康慧治的方方面面，对于有效的预期治理至关重要。世卫组织认为，卫生体系由所有以促进、恢复或维持健康为主要目标的组织、人员和行动组成。对这一主要意图应给予更高的优先级，并在更广泛的卫生体系和卫生部门内更好地协调。然而，所谓卫生体系的界限越来越不稳定：健康不仅是一个部门，也是其他复杂的适应性系统以及动态网络和关系的一个新兴属性，具有许多溢出效应。对于健康的这种观点超越了促进或危害健康的其他部门和系统（例如粮食系统）的主要意图，对于那些虽然有着不同于卫生体系的目标，但仍然认为健康是其主要意图的重要部分的部门和系统（如经济发展或外交政策）而言，这种观点也有所超越。

健康是外交政策中广泛使用的工具。支持卫生方案可以通过双边倡议为国家利益服务。在21世纪的地缘政治市场中，支持健康可以支持政治定位，改善国家之间以及国家与其他行为体之间的关系，并有助于建立联盟。例如，美国前总统乔治·W.布什和两党国会在2003年发起了美国总统艾滋病紧急救援计划。今天，卫生也是巴西、中国和印度等新发达经济体国家外交政策的一部分，这些国家正在挑战既定的发展办法。

社会现代化的速度、市场的全球化、个人流动性和不安全的增加、能源支出、气候变化、粮食安全、对风险和安全的关切以及大众媒体的影响等因素日益影响到健康。我们称之为21世纪的健康决定因素，它超越了许多公认的健康的社会、环境和经济决定因素。卫生部门必须与同样多样化的行为体合作，共同探讨政策创新、新机制、新工具以及更好的监管框架。例如，卫生部门必须在气候变化和粮食安全方面与环境部门合作，并与城市部门合作，创造更宜居的城市。协作和共同治理意味着通过共同努力取得成果；原则上，谁来领导并不重要，因为所追求的目标不能通过单方面行动来实现。

鉴于城市政策在改善人类健康结果方面的重要性以及与健康直接相关的各种政策领域，伦敦市长同意人人机会平等的原则，认为降低健康的不公平现象和提高伦敦居民的健康是两件可以同时进行的工作。健康被纳入综合影响评估，其中包括可持续性评估（包括战略环境评估）和栖息地管理评估，并处理健康、健康不平等和社区安全问题。

过去三十年来，通过伙伴关系、合作或协作，就促进健康的社会合作提出了许多意见和分析（Institute of Medicine, 2011; Kickbusch & Buckett, 2010; Public Health Agency of Canada et al., 2007; Ståhl et al., 2006）。文献表明，协作越来越多地包括在复杂的网络中工作，而不是在两个明确的等级系统、部门或领域之间开展工作。它意味着将不同的政策领域、专业领域、学科、政府级别（从街头一级到政治任命人员）、治理水平（地方、州、地区和全球）和社会部门（公共、私营和民间组织）联系起来。在某些情况下，卫生机构最好不带头，转而给予其他部门和非国家行为者自主权并发挥辅助作用。粮食政策或减少儿童贫穷的新办法就是这种情况。

"食物成果计划"（Scottish Government, 2009）阐述了苏格兰国家食品饮料政策的步骤。食品饮料行业是苏格兰的优势领域。"食物成果计划"促进经济可持续增长，同时认识到公共卫生、环境可持续性和可负担性的挑战。该政策的成功需要多方合作。公共机构、私营机构和第三部门的许多个人和组织，包括食品店、零售商、国家卫生服务机构、苏格兰食品饮料部、全国企业机构联合会、地方当局和社区，将负责开展这项具有挑战性和令人兴奋的活动，有些活动比其他活动更容易实现。该战略将支持食品饮料行业的发展，巩固苏格兰作为食品饮料之乡的声誉，确保健康和可持续的选择，使苏格兰公共部门成为可持续食品采购的典范，确保食品供应安全且适应变化，所有人都能获得和负担得起，并确保苏格兰人对他们所吃的食物有更多的了解（Scottish Government, 2009）。

加拿大首席公共卫生干事戴维·巴特勒-琼斯（David Butler-Jones, 2008）在2008年关于加拿大居民身心健康的一份年度报告中写道，减少儿童贫穷将有利于所有加拿大人的健康："在最初的几年里，在确保早期健康上所花费的每一元钱，都将降低与医疗、成瘾、犯罪、失业和福利相关的长期成本。"

更多的例子表明，注重健康能够帮助公民和各部门从新的角度并利用新的工具来应对长期的挑战。使用跨部门目标有时比直接解决一个问题更有争议，如下文中枪支暴力的例子。

"停火"（CeaseFire）是一个拥有公共卫生方针、方法和技术的非营利性组织，旨在制止艾滋病病毒感染和艾滋病的蔓延，并致力于在伊利诺伊州芝加哥那些频发凶杀案的地区防止枪支暴力。这项倡议来自学术界，由私人基金会资助，在很大程度上依赖与执法人员、刑事司法系统、市长办公室、特别是社区协会和公民的合作。"停火"力图中断暴力循环，改变行为规范。该倡议包括宣传运动、战略性同伴教育和针对高风险人群的干预措施，事实证明，这些措施在防治传染病和改变行为方面是有效的。一项对该项目的独立评估显示，它将枪击（包括企图）减少了17% ~ 24%。在四个相同的地点，实际开枪或被打死的人数减少了16% ~ 34%（Skogan et al., 2008）。减少邻里暴力是执法人员和刑事司法系统关心的问题，也对健康产生影响，从减轻紧急医疗服务的负担到减轻生活在暴力环境中的人群的压力和焦虑。

5.2.1.1　携手合作：成功的协作治理

"健康入万策"等举措的经验表明，特别是在权力和资源不平衡的情况下，很难取得有效进展。如果整个政府没有做出对健康和福祉的承诺，将宣传工作留给卫生部，就更难了。为了准确捕捉到能够促成或破坏协作治理的共同要素，对公共卫生、教育和社会福利，以及国际关系和自然资源管理等各种政策领域的案例研究进行了元分析。

在流程和设计方面，通过协作进行慧治取决于：

- 协作的开始条件，如对利益相关者的相对权力和资源的看法，对利益相关者之间相互依存关系的看法，以及以往协作或对立的历史，共同决定了跨部门、多机构合作是否成功，提出了在特殊情况下针对一个部门的更好时机的问题（Kamel Boulos，出版中）；
- 领导的作用，调整初始条件、进程和结构，制定基本规则，建立信任，促进对话；
- 制度设计，即协作系统的结构和治理，决定谁有权并可以参与协作，决定过程的基本规则、透明度、协商一致规则，并确定最后期限；
- 协作进程，即达成协议、建立领导、建立合法性、建立信任、处理冲突、规划、及时积累成果、关注过程并达成对挑战和价值的共识[1]。

赫克萨姆（Huxham, 2003）认为，协作的慧治取决于"在沟通、信任、承诺、理解和结果之间实现一个虚拟的循环"（Ansell & Gash, 2007; Imperial, 2005）。人们日益强调态度和文化的作用、信任的建立、真实目标的相互依存性，以及时间和知识在成功的跨部门合作中的作用。

重要的是要建立一种共识，即健康和福祉是一个总体社会目标，应该得到共同关切。"治理网络本质上是不同价值观、如何定义问题以及如何获得解决方案之间的斗争"（Klijn, 2009）。尽管获得不同的利益，但健康在很大程度上仍取决于社会是否有能力一同努力实现共同目标。

瑞典在执行跨部门卫生政策方面的经验进一步表明了持续对话的重要性。从个人经验来看，彼得松（Pettersson, 2010）回顾说，与其他部门确定共同关切的问题是一项长期的工作，需要持续对话和现实的时限。需要确定问题，并共同设计监测进展情况的指标，同时要考虑到伙伴的语言、观念和运作方式。其他部门可能已经促进了健康，但名称和组织术语不同。例如，在瑞典公共交通系统中，改善客车的安全性、整洁性、计时功能和即时信息等措施也可以预防人身伤害，改善卫生状况，同时缓解乘客的压力（Pettersson, 2010）。

卫生部门必须学会理解和敦促伙伴部门对改善健康和福祉的贡献。这就包括了解合作伙伴的常规政策周期、政策职权范围以及现有战略方案和文件，所有这些都需要准备和投入时间。随着更多的伙伴出现，健康慧治必须澄清在一个普遍承担健康责任的世界中采取行动的责任。

在何时和何种情况下需要全政府治理？社会能否成功地创造集体福利和经济繁荣，取决于各部门是否有能力彼此信任，甚至冒险启动一项复杂的、容易失败的跨部门合作战略（Bryson et al., 2006; Vangen & Huxham, 2003）。反过来，信任的基础是期望网络中的个别行为者避免机会主义行

---

[1] 安塞尔和加什（Ansell & Gash, 2008）报告了对137个合作治理案例研究的元分析，布赖森等（Bryson et al., 2006）查看了关于伙伴关系、网络和跨部门合作理论的文献。

为（Klijn，2009）。信任是通过分享信息和知识，展示能力、良好意愿和后续行动而不断建立起来的（Bryson et al.，2006）。

协作的慧治可以基于各种工具和手段，这些工具和手段在协作治理的各个阶段都被证明是有用的（WHO & Government of South Australia，2010）。其中包括以下七项工具。

第一，部际和跨部门委员会。芬兰公共卫生咨询委员会是一个论坛，由来自政府各部门、非政府组织、研究机构和市政当局的17名与会者组成。委员会提供了一个论坛，可以在其中共同界定问题和相互依存性，并随着时间的推移建立信任和领导能力。与总理办公室直接相关的跨部门政策方案作为该委员会的补充，为健康治理办法提供了更多的高级别领导（Wismar & Ernst，2010）。

第二，在美国，西雅图-金县公共卫生局成立了一个针对弱势人群的行动小组，与各种各样的社区伙伴协调全县的准备工作。该小组由在弱势群体、应急准备和传染病等公共卫生方面具有专门知识的不同跨部门工作人员组成。

第三，非政府组织"健康与发展网络"在支持社区声音方面有十多年的经验，建立了国家伙伴关系平台，以便对艾滋病病毒感染、结核病和相关健康和发展问题作出更加统一的、有根据的反应。它们是信息、对话和宣传的平台，有助于民众交流有关这些疾病的信息和经验。柬埔寨、爱尔兰、马来西亚、泰国、乌干达、赞比亚和津巴布韦都在运作这种伙伴关系平台，越南正在建造这样一个平台。

第四，综合预算和核算。将骑自行车和步行对健康的影响纳入交通投资的成本效益分析，其目标是增加20%的步行和自行车骑行，并通过骑自行车和步行取代15%的短途汽车或公共交通出行。预期的健康好处是减少癌症（五种类型）、高血压、2型糖尿病和肌肉骨骼疾病的发生；其他好处是减少交通事故、出行时间、不安全性、校车交通、空气损耗、噪声、拥堵、道路磨损和停车费。这些收益估计为：每名中等活跃者每年880欧元，即（欧盟）每年4 200亿欧元（Instituote of Transport Economics，2002）。

第五，贯穿各领域的信息和评价系统。卫生部门性别主流化清单（gender mainstreaming checklist）的目的（African Development Bank Group，

2009; World Bank Institute/PRMGE, 2009）是帮助世界银行工作人员和顾问分析和查明卫生部门中的性别问题，为工作项目或方案周期的所有阶段设计适当的对性别问题敏感的战略和组成部分，分配资源，确定监测指标。为了进行有效的性别分析并将其纳入项目主流，清单应与银行的业务手册以及环境和社会程序一起使用。在这些程序中，应制定对性别问题敏感的环境和社会评估职权范围，以证明在世界银行资助的任何部门干预措施（包括卫生部门项目）中，纳入性别观点的良好做法。

第六，联合劳动力的发展。2006年，威尔士护理委员会代表威尔士部长建立了儿童和青年劳动力发展网络。它的作用包括：通过确保与他们一起工作的人得到尽可能好的培训、资格、支持和咨询，为改善儿童和青年的生活作出贡献；建立一支具备适当能力的劳动力队伍，以便根据威尔士2004年《儿童法》的设想为儿童和青年提供跨领域服务；并在威尔士从事儿童和青年工作的所有部门全方位调动雇主的兴趣。

第七，制度框架。瑞士的禁毒政策基于四个方面：预防、执法、治疗和减少危害。根据四个方面的定量数据，人们对这些问题的看法、政策决定的执行情况和这一药物政策的影响都发生了变化。对药物依赖者的新看法产生了一种新的办法，其基础是社会援助和公共卫生，而不是执法和惩罚。不过，为了处理从贩毒中获利的人，也加强了执法力度。四个方面的政策是在认识到毒品问题无法解决的基础上采取的一种平衡、务实的办法，旨在通过采取措施减轻药物滥用和非法毒品贸易的影响。

健康慧治在提高透明度的基础上促进与各种社会行为者更好的、更深入的互动，并应由社会价值观承担责任。大众媒体在这方面可以发挥重要作用。一般而言，信息共享应被视为确保协调、合法性和问责制的最有效工具之一（Hernández-Aguado & Parker, 2009）。企业也是如此，人们通常认为企业是造成棘手问题的原因，但对其解决方案的帮助最小。虽然最终可能需要严格的监管制度，但企业正在主动根据社会价值观调整经营理念，并自我汇报所取得的进展。转向共同价值方法，为企业提供了一个更明智的治理选择，使其更积极地为解决方案作出贡献，从而避免实施更严格的监管，同时满足消费者对更健康、更安全产品的偏好。

8家大型食品和饮料制造商的首席执行官在2008年5月给世卫组织总干事陈冯富珍的信中表达了组成国际食品和饮料联盟的意愿，承诺其公司将支持世卫组织饮食、体育活动与健康全球战略（WHO, 2004）。他们承认私营部门的作用，承诺扩大个别公司已经在进行的努力，以实现"五年内的五项承诺"，其承诺如下：

- 继续重新设计产品，开发支持改善饮食目标的新产品；
- 向所有消费者提供易于理解的营养信息；
- 将负责任的广告和营销推广到面向全球儿童的倡议；
- 提高对均衡饮食和增加体育活动的认识；
- 积极参与支持世卫组织全球战略的公私伙伴关系。

国际食品和饮料联盟（International Food and Beverage Alliance, 2009, 2011）向世卫组织总干事提交了两份报告，概述了在履行五项承诺方面取得的进展。

5.2.1.2 为什么协作治理可能会失败

关于组织间伙伴关系的文献证实了关于协作治理的研究结果。麦奎德（McQuaid, 2009）在回顾城市复兴和劳动力市场排斥政策的案例研究时发现，合作伙伴关系失败的原因如下：

- 关于目标和目的的冲突；
- 在建立信任和共识所需的时间方面，直接成本和机会成本相当大，但被低估；
- 合作伙伴对成败的问责不力；
- 两种情况会导致领域和组织方面的困难：第一种是合作的各方偏离了初衷，第二种是合作的各方政策不能相融；
- 为伙伴关系作出贡献的技术技能和专门知识不对称；
- 合作伙伴之间的哲学差异，如市场的作用，或不同的价值或道德制度，这些差异破坏了伙伴关系的合作文化；
- 不同的权力关系和社区参与程度。

5.2.2 通过公民参与进行治理

扩大健康治理和对健康的理解也意味着更广泛的参与者的观点很重要。如上所述，卫生部门必须与其他政策部门合作；它必须与私营部门和非政府组织合作；而且，它必须越来越多地让个人履行他们作为患者、消费者和公民的角色，并参与自己的日常生活。只有在公民的积极参与下，才能成功预防、诊断和治疗疾病，欧洲各国政府和公民往往认同这一观点（Andersson，出版中）。政策不再仅仅是执行，成功需要协作以及公民的参与和合作。

5.2.2.1 参与的多样性

患者的参与不仅已成为欧洲医疗保健的一个组成部分，也是公民参与的典范。然而，"旨在赋予患者个人护理权利的活动与允许公众（无论是感兴趣的个人还是当选的代表）对卫生机制问责的机制之间存在着重要区别"（Andersson，出版中）（见专栏1-1）。

专栏1-1 为什么要鼓励患者和公民参与

患者的参与

为了确保适当的治疗和护理

为了改善健康结果

为了减少危险因素，预防疾病

为了提高安全性

为了减少投诉和诉讼

公民的参与

为了改进服务设计

为了确定公共开支的优先次序

为了管理需求

为了满足预期

为了加强问责制

资料来源：Coulter（2005）。

个人不仅参与专栏1–1中概述的情况，而且还作为消费者参与，这与他们作为患者和公民的角色有细微的区别。参与可以是一个连续的过程，从提供信息到赋权，从协商到共同制作、授权和最终控制决策。加拿大政府制定了一套改变公众对环境和健康方面棘手问题的行为准则，称之为改变工具，包括促进健康、安全和环境公民身份的有效方法（Cullbridge Marketing and Communications, 2011）。

一些分析模型有助于了解在每一种情况下下放给参与者的权力水平（Andersson，出版中）。这里介绍的是国际公众参与协会（International Association for Public Participation, 2004）制定的分析模型：

- 通知：提供信息；
- 咨询：获得公众反馈；
- 参与：直接与公众合作；
- 合作：与公众建立伙伴关系；
- 授权：最终决策权掌握在公众手中。

政策的进程往往侧重于前两个层面的参与：向公民、服务用户和利益相关者提供信息和咨询。直接与公众合作、建立伙伴关系和增强公众权能更为复杂，采用的方法较少；然而，随着治理日益广泛地扩散到整个社会，它们对于维护民主价值观至关重要。

例如，芬兰政府于2007年12月通过了《儿童和青年政策方案》（Ministry of Education, Finland, 2008），其中纳入了全面的多部门间办法，并以公民参与和赋权为中心。该方案分为三个领域：儿童友好型社会、家庭福祉和防止社会排斥。两性平等和多元文化是贯穿各领域的主题，反映在方案的每个领域和行动中。政府特别致力于为儿童和青年提供更多的参与话语权和机会：鼓励儿童和青少年通过每天在学校、市属机构发表意见来影响他们的环境。这可以成为世卫组织欧洲区域其他国家的典范：区域和州行政部门应设计听取儿童和青年意见的方式。比利时和爱尔兰建立了儿童和青年议会，这是增强儿童和青年权能的另一个例子。

捷克共和国拉贝河畔乌斯季儿童和青年议会的成立可追溯到1999年，

因此其存在时间足够长，足以影响公共生活的各个领域。议会由12~18岁的儿童组成，他们是中小学的学生，具有沟通性，希望利用他们的空闲时间，表达出他们的想法。由于年龄限制，议会议员不断变化，新议员有机会脱颖而出，提出建议。

在欧洲，有许多关于公众为健康而进行良好参与的例子。下文是公众参与的一些原因。

2002年在丹麦举行的"检验我们的基因"（Testing Our Genes）共识会议是探讨公众对新兴政策领域看法的一个例子。丹麦一直率先制定和使用审议方法，让随机挑选的公民参与对新兴政策领域的评估。在这个例子中，一小群公民被要求考虑政府应如何解决基因检测的伦理问题。

2007年在亚美尼亚举办了一次烟草管制讲习班，促进了现行政策的执行。这次会议在无烟草组织——亚美尼亚联盟的主持下，汇集了政府和国际机构、非政府组织、从业人员和研究人员，讨论民间社会如何支持国家烟草控制战略的制定以及国家烟草控制战略的执行情况。

荷兰的社会支持法案委员会收集公众对服务质量的反馈意见。2007年的《社会支持法案》要求市政当局让公民参与提供社会护理。许多市镇设立了社会支持法案委员会，就与《社会支持法案》有关的政策向各市镇征求意见并主动提供咨询意见。

1999年在乌克兰开展的"人民之声"（People's Voice）项目赋予公民评估医疗服务的权力。世界银行资助了一个项目，通过使用公民成绩单、会议、公开听证会、调查和培训非政府组织和公务员，增强公民追究医疗服务责任的能力。此后，由意大利非政府组织"积极公民"（Cittadinanzattiva）领导的公民审计方法被许多欧洲国家用于从公民的角度评估卫生服务质量。

2004年在西班牙塞维利亚进行的参与性预算编制分配了资金并确定了支出优先事项。参与性预算编制允许公民直接在城市或社区一级做出支出决定或影响支出决定。它在拉丁美洲启动，此后在法国、德国、意大利、西班牙和荷兰以及其他欧洲国家使用。在塞维利亚，这一过程每年让成千上万的居民参与卫生、交通、文化和其他服务的支出决定。

5.2.2.2　技术是如何提高治理参与度的

最近，消费技术的进步和私营部门（包括基金会）的创新促进了公民以新的方式参与治理。例如，"美国说"（America Speaks）等组织对他们所谓的21世纪市政厅会议进行了试点测试，这次会议将成千上万名随机挑选的公民聚集在一个或几个地点，一起进行公开辩论。参与者与训练有素的协调人坐在8～10人的桌旁。他们讨论了一系列问题，并制定了一套集体优先事项。参与性技术被用来确保每个声音都能被听到：这包括每个桌子上的一台计算机，它是一个电子传单图，以便协议能够立即传送，还可以使用投票键盘，让参与者对其认为最重要的优先事项进行表决。欧洲和一些地方也组织了类似的共识会议。这种模式已以各种方式应用于健康领域。

在英国，"美国说"的分支——"环球声音"（Global Voices）与国家卫生服务机构和"舆论领袖研究"（Opinion Leader Research）一道，于2005年举行了一场关于卫生政策的全国对话，名为"你的健康、你的护理、你的发言权"，结果是制定了一项计划，并获得了首相托尼·布莱尔的承诺。这次备受瞩目的会议在网上直播，在英国广播公司（BBC）的几个频道上得到了为期一天的报道，并在全国报刊上进行了报道。一年后，与一家总部设在德国的通信公司（IFOK）和比利时的博杜安国王基金会（King Baudouin Foundation）合作，举行了一次重点更加突出的会议，即欧洲公民对脑科学的审议。这是以九种语言举行的跨国共识会议的第一个例子。会议为欧洲议会提出了37项协商一致的建议，确定了脑科学研究和监管的优先事项（Meeting of Minds European Citizen's Panel, 2006）。这些建议为关于这一问题的国家和国际会议确定了框架，并指导了研究和政策。越来越多的研究表明，商议工作对公民和政府机构都产生了积极影响（Barabas, 2004）。

技术不仅帮助公民参与情报收集、分享知识或共享护理，而且还推动共同制定健康治理方案。在过去十年中，智能手机（具有先进计算和通信能力的移动电话，超越标准语音和短信功能，包括不间断的互联网连接和地理空间定位）已经"显著渗透进社会，在西方工业化国家，从学童到老年人，吸引了整个年龄段的用户"（Kamel Boulos，出版中）。这些设备的可信度越来越高，因为它们有可能通过移动健康监测促进共享护理，并促进更健康的行为，2010年，市场上有7 000份与健康有关的应用（Kailas et al., 2010）。共享治理的应用还没有获得充分的理解。

例如，"喜欢干净的街道"（LoveCleanStreets）是英国的一个应用程序，在这种应用中，公民使用智能手机的内置全球定位系统和摄像头，直接向地方当局报告环境或邻里问题。市民只需拍摄问题，例如人行道或路灯破损、动物死亡、公园设施受损、狗粪弄污街道、非法垃圾处理、涂鸦以及排水沟和沟渠堵塞等。应用程序会发送照片，并附上一份报告，报告中给出了由GPS确定的确切位置，然后用户可以访问www.lovecleanstreets.org，查看报告的进展情况。卡迈勒·布洛斯（Kamel Boulos，出版中）发现，市议会"对公民通过'喜欢干净的街道'移动应用程序提交的报告反应非常好、非常迅速"。

这样的技术使人们拥有自主权，促进更健康、更安全的环境。通过免费电话直接报告已有几十年的历史，然而，这类报告很容易进行，而且最重要的是，后续行动使公民的简单选择成为正确的选择，否则他们可能不会花时间或精力去做报告。英国的"警方在线"（www.police.uk）网站利用社交网络功能向公民通报本地区的犯罪活动，并收集犯罪信息。

社交网络还促进政府机构与其所服务的社区之间开展前所未有的多渠道沟通和接触，从而"通过帮助创造知情的公民队伍、增加公众信任，以及通过征求公众意见和产生新想法（群众的智慧和公众的要求），鼓励公民参与塑造自己的服务，增强公民的权能"。信息和数据的高速传输以及挖掘社会论坛以获取公众情绪和意见的可能性有助于制定更具弹性的公共政策。卡迈勒·布洛斯（Kamel Boulos，出版中）提供了更多关于网络社交媒体、虚拟和镜像世界及其对健康治理的影响的信息。

智能手机可以前所未有地利用人群的力量，越来越多的众包移动应用程序被用于实时参与式医疗和医疗保健。例如，波士顿儿童医院信息学方案小组开发的"医学观察家"（MedWatcher）应用程序（Children's Hospital Boston, 2012a）被用于使用药物，同样由其开发的健康地图应用程序"我附近的疫情"（Outbreaks Near Me）（Children's Hospital Boston, 2012b），则认可参与性流行病学（允许用户提交当地的疫情报告）。另一个例子是加州圣拉蒙谷消防部（San Ramon Valley Fire Department, 2012）的实时救生iPhone应用，一旦国家急救号码接收到心脏骤停报告，该系统就会提醒接受过心肺超声治疗培训的社区成员。iPhone的GPS会将紧急情况的位置和最近的除颤器提供给响应人员。

5.2.2.3 透明度如何推动创新？

参与度与透明度齐头并进，透明度是对协作治理制度建立信任的必要因素。成功建立信任后，除了等级制度价格和竞争的市场力量等协调机制外，它还可以通过社会和科学的知识共同生产为双赢创造新的机会。

例如，卫生行业使用患者数据进行研究和开发，政府需要根据这些数据来决定在哪里进行公共投资。然而，由于存在健康歧视等情况，卫生部门需要保护患者的隐私及其数据，并保护医生与患者关系的神圣性。然而，患者通常希望医疗技术尽可能快地进步，在那些对他们来说最为重要的领域进行更多的投资。一些患者表示，只要数据的使用方式有透明度，就愿意放弃隐私，以实现更有效的研究、开发和公共投资。

"和我一样的患者"（PatientsLikeMe, 2012）就是这一原则在行动中的一个例子。在熟悉的社交网络中，患者可以在网上公开分享自己的数据。这有助于增强患者的权能，他们可以对照自己的经验，对自己的健康管理做出更明智的决定，也创造了一个替代的研究平台。在"和我一样的患者"（PatiensLikeMe）上形成的一些社区代表了足够大的临床试验数据的集合，例如拥有近23 000名成员的多发性硬化症社区。这对于罕见的疾病特别有用，这些疾病的患者可能距离遥远。在撰写本报告时，雅培实验室和诺华制药公司正在通过PatiensLikeMe网站进行临床试验。该网站的开放哲学提供了一个基于各方透明度的价值体系，这种价值体系允许创造互惠倡议，而这种互惠倡议在信息不对称的环境中是不存在的。

各国政府也在学习数据透明度的好处。例如，英国开设了一个在线数据共享门户。基于政府数据的政策制定是朝着提高决策透明度迈出的一大步。它还请公民参与这一进程，通过类似于英国的"向我们展示更好的方式"（show us a better way）这样的倡议，就他们关心的问题提出结论和建议。

英国政府有一位专门的数字参与主管，负责管理新的社交媒体数字技术并将其纳入政府日常通信和实践的基础设施。目的是支持和鼓励政府部门使用数字参与技术，如通过脸谱网和推特进行沟通，以及使用传统的互动方法。

2009年9月启动的英国政府门户网站data.gov.uk是一个雄心勃勃的项

目（供公众免费重复使用），旨在开放几乎所有的出于官方目的而获得的非个人数据。这个开放的政府门户网站可以免费访问数千个政府数据集和100多个应用程序来获得公共数据。

世卫组织欧洲区域办公室在建立跨学科健康网络方面发挥了关键作用。长期跨学科、以政治为导向的健康网络的例子包括东南欧健康网络和世卫组织欧洲健康城市网络。东南欧健康网络是1999年《东南欧稳定条约》的健康组成部分，是阿尔巴尼亚、波斯尼亚和黑塞哥维那、保加利亚、克罗地亚、黑山共和国、摩尔多瓦、罗马尼亚、塞尔维亚和前南斯拉夫的马其顿共和国设立的政治和体制论坛，旨在促进该地区的和平、和解与健康。世卫组织欧洲健康城市网络通过政治承诺、体制改革、能力建设、基于伙伴关系的规划和创新项目，让地方政府参与健康发展。

5.2.3 通过监管和劝导相结合进行治理

健康慧治并不意味着在通过网络或层次结构进行治理之间做出选择，而是意味着明智地使用这两种方法。"对于许多棘手的政策问题来说，如果没有一些额外的工具和对如何让公民参与合作改变行为的理解，影响行为的传统政策方法（立法、制裁、条例、税收和补贴）的效力可能会受到限制"（Government of Australia，2007）。慧治是评价性的，不仅要考虑所使用的工具，还要考虑在多种工具和应用模式的背景下选择和使用工具。因此，健康慧治涉及政府如何从战略上应对健康挑战：对使用哪些工具的组合做出选择，由哪些伙伴做出选择，在哪个级别的政府和社会中参与，以及何时参与。

5.2.3.1 分层治理仍然很重要

"健康入万策"同时意味着风险存在于人们日常生活的许多方面。这对人们如何制定卫生政策以及如何在社会中分配卫生责任产生了重大影响。如果健康无处不在，那么社会的每一个地方或环境都可以支持或危害健康。正如上一节"通过公民参与进行治理"所表明的那样，参与健康辩论的利益相关者不仅是不健康产品和物质的生产者，也是生活在消耗这些产品和物质的日常生活场所中的人。这意味着从明确界定为卫生组织的物质实体和组织，转向日益依赖构成社会和生活方式，规范行为和获得消费产品的战略组合体制。

典型的例子是吸烟条例，其中涉及从个人到社会责任的治理转变。在20世纪中叶，"仍然可以说吸烟或不吸烟只是个人问题"，但到了20世纪80年代和90年代，"吸烟伤害不吸烟者的证据越来越多……开始侵蚀传统的论点"（Brandt, 2007）。这一转变改变了监管政策，导致了文化转型。如今，政府不仅监管烟草产品的销售对象、地点和价格，还监管允许人们吸烟的地方。这一做法改变了吸烟的文化方式，制定了新的规范。随着时间的推移，吸烟限制延伸到所有环境：首先通常是学校和医院，然后是主要的公共场所，然后是所有形式的交通工具，然后是餐馆和酒吧，直到最后——就像在纽约市一样——在家庭之外几乎没有允许吸烟的空间。吸烟法还通过限制烟草产品广告来规范图像和信息的获取。第一个国际卫生条约——《世卫组织烟草控制框架公约》——也对烟草进行管制。

事实证明，健康确实是每个人的事情，无论是象征性的还是真正意义上的：酒吧和餐馆的老板、零售商，机场和铁路的管理者都必须关心健康。通过对适当行为的规范、标准和模式的承诺，日常环境成为健康的环境，在其他情况下，法律和条例有时会促进文化转变（Kickbusch, 2003）。

在迄今对治理文献的最全面回顾中，希尔和林恩（Hill & Lynn, 2005）得出结论认为，虽然与市场和网络有关的政府活动的重要性有所增加，但科层制政府绝对没有衰落，政府和以往一样关键。贝尔和欣德莫尔（Bell & Hindmoor, 2009）指出，各国政府最近在国家和地区层面扩大了等级控制，例如在移动电话、基因克隆、互联网、转基因生物、运动员用兴奋剂、试管婴儿、交通拥堵、人口失衡、反社会行为和恐怖主义威胁等领域。迪贝等（Dubé et al., 2009b）提供了一个有趣的例子，说明了不同的政策工具选项（见如图1-12）。

传统的等级治理工具——指挥和控制、由国家规定的制裁和奖励支持的规则和行为准则——也正在进行转型（Salamon, 2002）。区域和全球两级正在出现新的监管权力层次，各国正在改革其机构，以增加等级权力和集中控制。近几十年来，政治领导人越来越集中行政权力和权威，以确保在面对真实或想象中的危机时能够发挥强有力的领导作用（Bell & Hindmoor, 2009; Hocking, 2005; Poguntke & Webb, 2005; Walter & Strangio, 2007）。

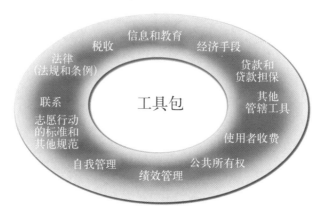

图1-12　政策工具选项

资料来源：Dubé等（2009b）。

同时，监管机构的数量也有所扩大，因为现在人们期望政府监管社会和市场，并减轻新技术带来的风险。

在西班牙马德里顶级时装秀上，世界上第一个禁止过度瘦身的模特登台的规定引起了模特机构的愤怒，其他场所可能也会出台限制措施。马德里时装周将体重不足的模特拒之门外，是因为女孩和年轻女性试图模仿她们瘦骨嶙峋的外表并患上厌食症（CNN World, 2006）。

欧盟政策是新的治理监管办法的一个明显例子，这种方法越来越多（Greer & Vanhercke, 2010; Sabel & Zeitlin, 2008）：

① 审议（协商一致往往被视为临时协商一致）；② 多层次（不同级别的政府相互联系，这一点至关重要，这意味着它具有了较弱的等级性或根本不具有等级性）；③ 背离代议制民主规范（问责制是根据透明度和同行审查来界定的）；④ 将上述框架目标结合起来，使低级单位和代理人有相当大的自主权，根据学习情况重新界定目标；⑤ 建立在报告（关于其成绩）和参与同行审查（将结果与出于同一目的而寻求其他手段的结果相比较）的基础上。

5.2.3.2　不断发展的多层次治理和指导工具

自上而下的权力延伸还表现在政府依赖多层次治理来应对越来越

多的挑战，解决这些挑战需要有效协调国家以外的集体行动，并在国家层面和地方各级层面上执行。通过网络进行治理涵盖了健康慧治的跨部门和跨行政区方面，通过参与进行治理表明了健康治理向许多新行为体的传播，多层次治理的目的是在治理行为体和舞台之间建立纵向关系。

特别是在欧洲，自1990年代以来，多层次监管协定有所增加，这几乎完全可归功于区域一级的新权力机构。1970年代，当欧洲经济共同体制定贸易和农业政策时，每3年签署的协定不到20项，而2002年至2005年间签署了260项此类协定（Bell & Hindmoor, 2009）。在某些情况下，欧盟能够颁布促进健康的条例，作为消费者保护的措施，例如2006年关于食品包装上的营养标签和健康声明的条例（European Parliament, 2006），呼吁采取措施"确保在欧盟的食品标签、外观或销售上所做的任何声明都是明确、准确的，并以整个科学界接受的证据为依据"。行业说客对欧洲议会的关注日益增加，证明了欧洲议会日益增强的影响力和权威性。这可能会对健康治理产生影响，2010年，食品行业成功游说欧洲议会投票否决了强制食品制造商在包装的正面添加红绿灯标签以帮助消费者计算每日摄入的盐、糖和脂肪含量的提案。

欧盟最著名的健康慧治方法是通过其指导文书——宣言和结论，通过建议、决议和被用作立法替代措施的行为守则来建立更密切的合作和更协调的努力（Greer & Vanhercke, 2010; Senden, 2005）。这方面的例子包括饮食、体育活动和健康平台、健康和医疗服务高级别小组以及开放协调方法（Greer & Vanhercke, 2010）。最后一个特别反映了将传统形式的等级治理纳入新的治理方法，以确保欧洲的软性法律实践不会在没有后续行动的情况下沦为分享思想的做法。格里尔和范赫克（Greer & Vanhercke, 2010）认为，欧洲法院可以通过第49条判例（提供服务）、国家援助和竞争案件（将卫生纳入国内市场），用硬性法律进行干预，这对于越来越少地依赖指挥和控制的监管方法的成功是不可或缺的。这种对硬性法律的潜在使用为欧盟国家充分利用更温和、基于共识的机制提供了激励。贝尔和欣德莫尔（Bell & Hindmoor, 2009）将这种做法称为"等级制阴影下的自律"。

问题和解决办法的属地性质日益减少，国际体系内的差异日益扩大，这促使人们转向更混合、多层次的治理形式（Zürn, 2010）。国家以外的新的合法行为者和舞台的存在反映了差异化，这些行为者和舞台也在做出决策，采取监管行动，执行政策，分配资源以及接受和承认行为者和职能——这正是政府的传统业务。正如齐恩（Zürn, 2010）所指出的，"国家在制定有助于实现安全、法律确定性、合法性或社会福利等治理目标的单方面政策或条例方面遇到越来越多的困难"，为此，国家必须转向多边合作以及国际和区域机构之间的合作。

一个例子是欧洲解决抗生素耐药性问题的政策。抗生素耐药性是对全世界公众健康的日益严重的威胁。2009年，欧洲疾病预防和控制中心与欧洲药品局的一个联合工作组估计，耐药细菌每年在欧洲造成超过25 000人的死亡（ECDC/EMEA Joint Working Group, 2009）。在回顾了过去15年的政策之后，汤姆森等（Tomson et al.，出版中）发现，智利、丹麦、法国、以色列、荷兰和瑞典等国在社会各层面都制定并实施了管理抗生素及其组成部分的实际政策。同样，医院和保健中心也制定了许多抗生素管理的地方方案。然而，要成功地控制抗生素耐药性，就需要采取多管齐下的办法，让社会所有相关部门都参与其中，从世界卫生大会到药店和消费者。

自20世纪90年代末以来，欧盟制定了关于抗生素耐药性的共同政策，这是多层次自上而下治理的一个具体例子。2002年，欧洲会议提出了全身抗生素只能在处方中使用的建议。18个国家认可了这一建议，并采取行动落实了措施，即没有处方就不出售抗生素，或此类产品占销售额的比例不超过1%。然而，在8个国家，1% ~ 10%的抗生素是在没有处方的情况下出售的，在希腊，这一比例超过15%（Wernli et al., 2011）。有效的多层次治理链的强度往往取决于其最薄弱的环节。各国越来越多地依靠多边组织帮助协调对策；然而，如果没有有效的分层控制来在州内实施策略，多层次的治理就会崩溃。就欧洲的抗生素耐药性而言，如果一个国家或地方不执行政策或监测机制，该政策在整个区域的成功就会受到威胁。

《世卫组织烟草控制框架公约》（WHO, 2003a）是扩大多层次分层监管形式的最佳例子之一，特别是与欧盟烟草监管结合在一起。欧盟的烟草控制政策"突出了区域、州和政府间组织之间的纵向互动和共同权力和责任，以及各级非国家行为者的重要性。它还强调了将医疗、农业和国际贸易等不同部门结合起来，以便作出审慎和有效的决策的重要性"（Tomson et al.，出版中）。烟草监管是通过网络和参与进行治理的一个例子，完全依赖于强有力的等级、自上而下的监管协议和硬性法律核心。它突出了权力扩散的必要性和复杂性，其中，国家具有强大的指导作用。

5.2.3.3　国家的温和一面：国家如何通过说服来治理

自上而下的权威出现在新形式的福利契约中，国家利用其集中的权力和资源，通过奖励而不是制裁来进行激励。例如，贝尔和欣德莫尔（Bell & Hindmoor, 2009）说：

> ……各州利用税收优惠、补贴托儿所和工作分担计划，鼓励母亲重返工作岗位。在墨西哥、巴西和其他南美洲国家，政府提供了一些财政奖励，支持孕妇服用营养补充剂、让子女继续上学以及确保妇女参加定期健康检查，但这是有条件的。只有当父母能在政策的引导下有效地监管自己的行为时，才会得到相应的补贴。

和对良好行为的奖励相比，走得更远的是通过劝导来改变人们行为的治理，而不仅仅是通过奖励和制裁改变人们关于自己应该如何行为的看法（Bell & Hindmoor, 2009）。卫生部门在通过劝导进行治理和与非国家行为者合作进行治理方面具有丰富的经验。关于艾滋病病毒和艾滋病病毒预防方案的同伴教育就是一个例子。

传统的分层治理手段正变得越来越流畅，适应性越来越强。监管不再仅仅是自上而下的，因为软实力和软法律扩大了它们的影响力。这既包括自律，也包括对推动性政策的兴趣日益增加，这些政策建立在促进健康的基础上，比如让更健康的选择成为更容易的选择。"推动"一词描述了"选择架构的任何方面，它以可预测的方式改变人们的行为，而不禁止任何选择，也不显著改变他们的经济激励措施"（Thaler & Sunstein, 2008）。例如，将沙拉而不是薯条作为默认的配菜，或在公共建筑中更突出楼梯而不是电梯。推动性政策的另一种应用技术是社会规范反馈，这一反馈分享了关于他人正在做什么的信息。表1–1中提供了更多的案例，并强调了推动措施和调节措施之间的区别。

表1–1 助推和规制的案例

主　题	助　推	规　制
吸烟	通过大众媒体宣传活动，让不吸烟的理念深入人心，传递出大多数人不吸烟、大多数吸烟者都想戒烟的信息	在公共场所禁烟
通过让香烟、打火机和烟灰缸远离视线来减少对吸烟的暗示	提高香烟的价格	乙醇
用更小容量的杯子来供应饮品	通过关税或最小单位定价来调节价格	通过大众媒体宣传活动，让酒精消费量降低，大多数人不会过度饮酒
提高购买酒精的最低年龄	饮食	在超市设置水果和蔬菜专区
限制大众媒体上针对儿童的食品广告	把沙拉作为默认的配菜，而不是薯片	禁止工业生产的反式脂肪酸
体能锻炼	让楼梯，而不是电梯，在公共建筑中更加突出和有吸引力	逐年提高汽油税（燃油价格阶梯式递增）
	使自行车变为一种更醒目的交通工具，使其更加引人注目，例如通过城市自行车租赁计划（来实现）	在学校周围划定汽车落客禁区

资料来源：改编自Marteau等（2011）。

　　并非所有的公共卫生专业人员都相信"推动"的价值（Bonell et al., 2011），而且不可否认的是，需要对其有效性进行更多的研究；然而，它代表着治理方面的一个重要转变，在这种转变中，个人不仅被视为总是理性而精于算计的完美"经济人"（Homo economicus）。推动政策"在人们的日常生活环境中，在他们学习、工作、玩耍和相爱的地方"（WHO Regional Office for Europe, 1986）与人们进行接触，而不是直接针对人们的经济利益，微妙地影响他们生活的规范和心理暗示可以引发健康的行为或抑制不健康的习惯。

5.2.4　通过独立的第三方机构和专家团体进行治理

如前所述，自1945年以来，出现了许多新机制，作为实现民主的途径。基恩（Keane，2009）所提出的监督式民主与以前形式的代议制民主或议会民主不同的特点是"社会和政治生活的所有领域都受到严格审查，不仅仅是由标准机制来审查，而且由一系列在领土国家内外运作的非党派、非议会和往往未经选举产生的机构来运作"。这些新的权力审查机构差别很大，很难将其归类为一种普遍现象。基恩（Keane，2009）称：

> 监督机制不仅仅是提供信息的机制。它们在不同的领域内以不同的方式运作。有些监督机制主要从公民对政府或社会机构的投入层面审查权力；其他监督机制专注于监督和争论所谓的政策废除与更新；还有一些监督机制专注于审查政府或非政府组织的政策产出。相当多的变革同时集中在以上三个方面。监督机制也有不同的规模，在不同的空间尺度上运作，小到当地的监督机制，大到全球的网络监督机制。

专栏1–2提供了这些监督机制的例子。

当加拿大不列颠哥伦比亚省和安大略省宣布将召开公民大会，探讨选举改革和民主复兴问题时，它们在政治进程中引入了新的决策机制——能够让更多的妇女参与决策并在这一过程中改变政治机制。这两个省的数万名公民被告知，他们是从选举名单中随机选出的，可以提出自己的名字，以便抽签成为公民大会成员。在这两个省的甄选会议上，随机挑选了250名符合条件的成员在大会上任职。被选中的人要花几个月时间（不列颠哥伦比亚省18个月，安大略省9个月）进行学习、审议，并最终在全民投票中就选举改革问题提出集体建议。尽管公众拒绝了国民议会关于改革政治制度的建议，但在大会的会议室里发生了引人注目的事情：对于一系列公共问题，从医疗卫生到气候变化、贫穷和儿童保育等，提供了一个机会，确保所有加拿大人都有权参与决策（Nguyen，2009）。

专栏1-2 监督机制

公民陪审团

参与式预算编制

研讨会

档案和研究设施

利益冲突委员会

铁路法院

消费者检测机构

民主俱乐部

抗议活动

审议民意调查

公众咨询

社交论坛

博客

电子化的公民抗议

咨询委员会

在互联网上直播的地方和全球脱口秀节目

公共纪念馆

建立专业网络的机会

触发公开会议的条款

国民法院

消费者委员会

民主咖啡馆

峰会

会计委员会

公共记分卡（黄牌和白名单）

非政府组织倾向于采取由选举产生的成文宪法

国际刑事法院

生物区域大会

智库

社区咨询计划

市民集会

全球反腐败议员协会

公益诉讼

网上请愿

大众守夜活动

全球监督组织

专家委员会（如德国经济专家委员会）

全球社交论坛

非正式投票（如以短信形式测验民意的投票）

焦点小组

共识会议

信息、咨询和宣传服务

头脑风暴会议

宪法之旅（著名的是南非新宪法的起草者确定最佳实践的做法）

公民抗议中的非暴力抵抗的方法

聊天室

和平抗议

独立宗教法庭

公共规划演习

专门监督权力滥用情况的网站（如英国反对职场暴力和相关问题的倡议）

自选民意调查

资料来源：改编自Keane（2009）。

在这种多种多样的新民主机制中，有一个亚类特别重要，被维贝尔（Vibert, 2007）称为非选举产生者。对循证政策的重视导致了英国国家卫生和临床卓越研究所等机构的建立，该研究所是一个独立的机构，负责制定国家准则，例如关于治疗、药物使用和质量的准则，德国也诞生了一个类似的组织——医疗质量和效率研究所。此外，欧盟还设立了一些专门机构，这些专门机构将欧盟、欧盟国家的利益联系起来，并最终惠及公民。佩尔曼和沃斯（Perman & Vos, 2010）指出，实际上，由于很多原因，欧盟机构数量激增，但主要是"为了应对社区一级对信息、专家咨询和协调的需求的增加，减少委员会的工作量并寻求更有效率和效力的决策"。欧盟国家支持这些多层次的专家机构，因为它们在没有进一步强化欧盟委员会的情况下促进了集体行动，改善了政府工作，而且"欧盟机构一般都是定位于'枢纽和分支'模型的网络，直接涉及国家一级的对应方"（Permanand & Vos, 2010）。其中一些非民选的专家机构有详细的方法来听取公众和患者的意见（如国家卫生和临床卓越研究所的公民小组）（Dolan et al., 2003）。

当这些新的、能力很强的、非民选行为者满足知情公民日益增加的参与权和越来越多的需求时，更传统的民选政府就必须做出反应，"既改变自己解决问题的方式，也改变他们为在社会中表达价值观提供场所的方式"（Vibert, 2007）。在这方面，各国政府必须促进和适应新的权力分配。在德国，日本福岛反应堆发生事故后，公众对核能的未来进行了宣传，结果是成立了由联合国环境规划署前负责人担任主席的安全能源供应道德委员会（Grefe & Schnabel, 2011），政府选择退出核能的决定是以该委员会的审议结果为依据的。同样，2007年，英格兰和威尔士高等法院认为，政府就英国未来能源混合物进行的磋商具有误导性，并要求政府修订其建议。以既定方式做出有争议的决定越来越多地受到质疑。

在欧盟，欧洲药品局和欧洲食品安全局等监管机构填补了区域一级监管与欧盟国家执行监管之间的重要空白（Mossialos et al., 2010）：

> 许多（欧盟）机构由一系列原本联系松散的委员会组成一个单一的机构。这个单一的委员会机构可以独立于（欧洲）委员会和成员国而运行——尽管这并不意味着主要委员会不受这方面的压力，也不意味着它们的决定或建议从来没有体现过这些压力——这一事实反过来又塑造了自身的信誉。

因此，代理方法代表了一种新的欧盟治理模式，它从"长期的、本质上是自上而下的、以规则为基础的'社区方法'"转变为旨在培养欧盟科学决策的公信力，并使健康保护风险评估等过程不再那么政治化（Mossialos et al., 2010）。

非民选者还在欧洲低收入地区参与健康治理。例如，防治艾滋病、结核病和疟疾全球基金是一个多边、多利益相关者捐助机构，保加利亚、罗马尼亚和塔吉克斯坦通过其国家协调机制，建立了多方利益相关者论坛。这些论坛负责管理全球基金在这些国家的投资，其管理方式类似于基金自身的董事会，包括来自捐助国和受援国政府、非政府组织、私营部门（包括企业和基金会）和受影响的社区的代表。

防治艾滋病、结核病和疟疾全球基金设立了国家协调机制，负责制定监督计划，以确保各项活动得到执行，资源按照赠款协定的具体规定使用。监督是确保赠款实施过程中的问责制的一个关键因素。然而，这是一项重大工作，虽然有几个此类机制建立了可被视为最佳监督实践范例的程序和制度，但许多机制在行使其监督职能时仍在努力克服挑战。

5.2.5 通过适应性政策、弹性结构和远见进行治理

根据富尔思（Fuerth, 2009）的观点：

> 人类的大多数苦难源于自己的无知，而不是源于自然世界的内在组织。科学和技术是梯子，可以让我们要么爬得更高以摆脱这种局面，要么进一步坠落。在社会层面，我们通过治理表达我们的选择。但治理的默认条件在很大程度上是短视和分散的。

5.2.5.1 复杂性科学如何带来健康和福祉的善治

解决棘手问题需要高水平的系统思维。如果说从21世纪的第一个十年中可以吸取一个教训的话，那就是突发事件、不稳定和不寻常的变化将继续是我们生活的常规特征（Swanson et al., 2009）。因此，复杂性科学的调查结果和理论越来越被认为与环境以外部门的公共政策有关，在这些部门中使用复杂性科学的频率最高（OECD Global Science Forum, 2009）。跨学

科的系统办法对于分析、努力改善健康和福祉以及防止今后发生危机至关重要。

系统方法要求了解整个系统及其要素之间的相互作用以及干预的可能性。在复杂的系统中，理解整个系统可能包括承认自己的无知，承认自己对系统内非线性关系的理解十分有限。例如，系统方法对儿童的道路安全特别有价值，"因为它不再让儿童承担责任来调整自己的行为以适应交通状况，而是认识到必须在整个运输系统的设计和管理中满足儿童对安全出行的需要"（WHO & UNICEF, 2008）。每年有26万多名儿童死于道路交通事故，估计还有多达1 000万儿童非致命受伤（WHO & UNICEF, 2008）。防止儿童受伤需要了解该系统及其要素之间的相互作用。有效的干预措施需要将工程和城市规划等政策相结合，例如减少和执行限速措施，并建设单独的基础设施（马来西亚建立了专用摩托车车道，减少了27%的交通事故），改善车辆设计，提供安全设备、车辆上的大灯、自行车头盔，采取立法行动和执行标准，以及提升儿童、父母和一般民众的教育和技能。如下文所述，可通过增加具有远见性的预期治理来加强此类系统应对措施，帮助决策者确定拟议的政策干预措施在未来的情景中是否足够，例如是否与人口结构的变化和进一步的城市化相适应。

汤姆森等（Tomson et al.，出版中）展示了如何利用复杂性科学分析卫生系统新出现的、非线性的（不可预测的）、多层次的特征，并建议也从复杂适应系统的角度来看待健康问题。图1-13抓住了这种复杂性。

复杂适应系统的特点是物体之间的非线性自组织关系，从而产生不确定性和意外的后果或产生突变性质或行为；因此，整体大于其各部分的总和。例如，城市规划师明白，"一个街区的特点不同于房屋、街道、公园和商店的个别要素，并且不仅仅是其总和。让街区有效或无效的不是其特定部分的结果，而是个别要素复杂互动的结果"（Glouberman et al., 2003）。人类健康也是如此，它不只是人体生物特性的一个功能。因此，必须研究系统中的相互联系（弱连接）和相互依存（强连接），以及小规模干预措施如何影响整个系统。

复杂性科学表明，棘手的问题没有简单的原因，也没有简单的解决办法，对一个领域的干预可能会对另一个领域产生意想不到的有害影响。人们制定

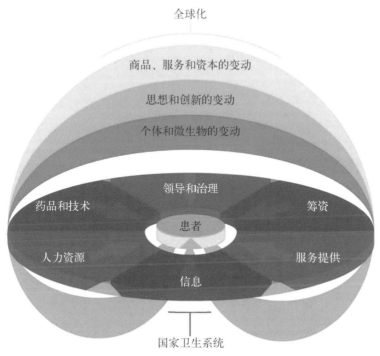

全球化

商品、服务和资本的变动

思想和创新的变动

个体和微生物的变动

领导和治理

药品和技术　　　　　　　　筹资

患者

人力资源　　　　　　　　服务提供

信息

国家卫生系统

图1-13　国家卫生系统的复杂生态

资料来源：Tomson（2010）。

了基于复杂性的公共政策战略（Glouberman et al., 2003; Swanson et al., 2009），这表明应通过反映复杂性特点的政策来处理复杂的适应系统；决策应下放，并应提供自我组织或社交网络，使利益相关者能够以创新方式对意外事件做出迅速反应。干预应当是迭代的，并应与持续学习、多方利益相关者知识收集和分享以及自动调整政策或自动触发审议的机制相结合。干预措施应促进政策的广泛变化，因为与单一、自上而下、合理规划的办法相比，针对同一问题的许多较小的干预措施可以增加找到适当、有效的解决办法（或多个解决办法）的可能性。这一点尤其重要，因为健康治理转向更加协作、全社会和全政府的治理途径。这些办法不应被误解为恢复自上而下的大规模举措。维护和促进系统适应性也应成为健康慧治的一个基本特征。适应性往往被误解为仅仅是尽快从旧体系的系统性冲击中反弹的能力。然而，在许多情况下，这既不可能，也不可取。适应性并不意味着维持现有的系统，而是指一个系统以破坏性最小的方式应对挑战的适应性能力。

斯旺森等（Swanson et al., 2009）提出了建立这种适应性政治的全面框架，其中包括七个工具，以帮助决策者在一个不确定的世界中制定更具适应性的政策（见图1-14）。

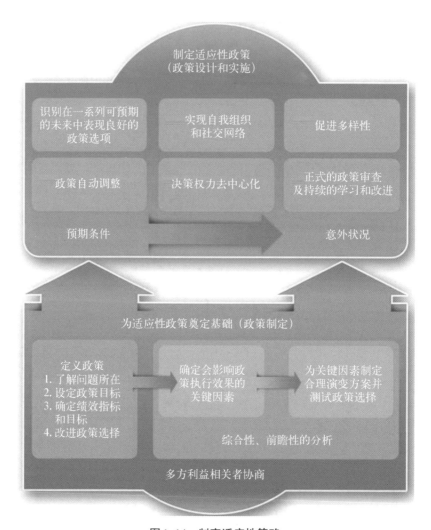

图1-14　制定适应性策略
资料来源：改编自Swanson等（2009）。

总之，反映复杂性意味着促进整体政策，允许在设计、实施和接受公共政策服务的社区建立自我组织和社交网络，将决策下放到具有最低限度的有效性且负责任的治理单位，无论其是现有的还是新设立的，促进对常见问题反应的多样性和广泛性，使持续学习和正式政策审查制度化，并通过定义引发政策变化或政策调整的指征及诱因，以整合自动政策调整机制。每一种方法都已证明有助于社区和利益相关者更好地应对意外事件，提高政策在无法预料的情况下取得成功的能力，并在意外情况下更有效地管理风险（Swanson et al., 2009）。必须采用综合的、前瞻性的分析和多方利益相关者的审议。

5.2.5.2　如何前瞻性地治理：综合的、前瞻性的分析

斯旺森等（Swanson et al., 2009）称：

> 通过确定影响政策绩效的关键因素，以及这些因素今后可能如何演变的设想，就可以根据一系列预期条件和指标制定稳健的政策，以便在需要时启动重要的政策调整。

斯旺森等（Swanson et al., 2009）描述了远见的重要性和所谓的预期治理。远见是指"基于对微弱信号的敏感性预测变化，并指出多个预测结局的能力"，而前瞻性治理则需要在政策设计和政策设计方面有远见（Fuerth, 2009）。综合的、前瞻性的分析应使政策和决策者更好地"在重大事件的风口浪尖之前感觉到变化并做出改变；更好地缓解威胁并收获机会"（Fuerth, 2009）。预期治理不是对一个高概率结果或单一轨迹的高度确定性的预测，而是在利益相关者中建立广泛的能力，以想象多种可能的未来情景，包括无知——难以预测、不同寻常的和极少发生的事件——并正面应对不确定性。预期治理标志着从风险转移到解决更根本的挑战，例如对未来的创新概念和反应的无知，以及人们如何在社会中生活、工作、相爱和相互联系。

富尔思（Fuerth, 2009）将预期治理概念化为一个系统，包括一个前瞻性系统、一个将远见纳入政策进程的网络系统、一个衡量绩效和管理制度知识的反馈系统，以及一个开放的制度文化。综合展望分析补充了将健康影响评估和健康视角分析制度化的举措（Özdemir & Knoppers，出版中）。

场景是说明未来可能存在的复杂多利益相关者问题的强大工具。在编写这些建议时，不仅可以邀请专家，而且可以邀请主要行为者确定主要趋势、因素或变革的动机，并以协作的方式找到可能的解决办法。新的健康

治理可以从全球卫生方案中受益。这不仅可以促进就问题的描述和可能的解决办法的设计达成一致，而且还可以说明在最好的情况下使国际和国家决策机构走上正轨的选择和决定。这可以表明，维持现状是一个不可能的选择，将选择和决定放在相关决策者面前，并以积极的方式让他们对自己不再做决定时可能看到的结果负责（Raynaud & Jané-llopis，出版中）。

健康预期治理可以建立在新的健康预测方法的基础上。正如赖特等（Reither et al., 2011）所指出的，健康预测的建模应从二维转向三维。大多数长期健康预测是基于特定年龄数据进行的线性推断；三维模型包括现在活着的人积累的健康经验，这些经验更准确地反映了需要应对的健康挑战，从而为决策提供了更好的基础。

全新的健康治理

前几章研究了21世纪健康治理是如何随着健康、民主以及国家和社会作用的概念而演变的。我们主张以健康和福祉价值观为指导，对善治采取新的、扩大的办法。我们进一步描述了慧治的主要特点，这种治理是在全政府和全社会中合作制定的，纳入了新的行为体和审查权力的方法，以提高适应性。

健康治理反映了21世纪人们如何塑造自己的社会。各国政府必须改变其做法。众所周知，健康需要在全政府以及卫生部门和各部门共同采取行动。人们还认识到，伙伴关系和参与是全社会参与这一方法所表达的新治理的重要机制。第一届健康生活方式和非传染性疾病控制问题全球部长级会议（WHO, 2011）通过的《莫斯科宣言》在第11节和第12节中明确反映了这种思维：

> 11. 有效的非传染性疾病的预防和控制需要在各级（国家、国家以下和地方）以及卫生、教育、能源、农业、体育、运输和城市规划、环境、劳工、工业和贸易、金融和经济发展等若干部门发挥领导作用并采取协调一致的"全政府"行动。
>
> 12. 有效的非传染性疾病预防和控制需要个人、家庭和社区、民间社会组织、合适的私营部门、雇主、医疗保健的提供者和国际社会的知情与参与。

我们讨论了许多原因，为什么需要采取另一种治理办法来促进和保护21世纪的健康和福祉。为了提出卫生部门和各部门的新角色，我们探讨了政府和社会在21世纪共同进行健康治理方面的作用。

我们将健康的发展情况与对新治理的总体趋势分析进行了比较，并与迄今对治理文献进行的最全面的述评（Hill & Lynn, 2005）得出的结论一致，即虽然与市场和网络相关的政府活动的重要性日益增加，但政府的作用仍一如既往地重要。政府在卫生方面的作用仍然至关重要；健康不断变化的性质使监管措施明显地（有时是有争议地）扩展到不同部门的新政策领域之中。

我们同意以下立场，即各国政府正在探索元治理方面的新方法，该方法涵盖政府职能的范围（Bell & Hindmoor, 2009）：

> ……在支持治理措施方面，包括监督、指导和协调治理措施；选择和支持治理措施的主要参与者；调动资源；确保更广泛的治理制度公平和有效地运作；并主要考虑民主和问责制度问题。

各级健康治理新机制和新方法的数量呈指数级增长，涉及许多不同的参与者。在卫生方面，有一种明显的趋势，即采取新的合作形式，朝着民主监督的方向发展，对健康影响实行更多的问责。

我们同意其他人的意见，即健康不能再被视为由一个部门制定的部门目标。健康产生于复杂的适应性系统，这一系统主要依赖于健康的社会和政治决定因素。这一概念需要在整个社会和政府的三个主要方向上进行转变：

- 政府首脑认识到健康是联合政府的优先事项；
- 政府和社会的所有部门和各级都认识到健康既是实现自身目标的手段，也是对整个社会的责任；
- 卫生部门认识到健康需要更强的领导力和对外联系。

健康治理需要全政府和全社会的治理途径，以及卫生部门和各部门的新定位和作用。新形式的过渡型领导开始出现。

6.1　卫生部门的新角色

政府和政府机构在健康方面的作用远未结束，而以国家为中心（state-centred）和以社会为中心（society-centred）的关系治理之间的二分法在某种程度上是错误的；它们仍然是不同的方法，但在大多数情况下它们是共存的。无论活动是分等级的，还是为更流畅的沟通和协作系统设计的，有能力且知情的部门仍然至关重要。但他们需要改变。考虑到社会在过去35年中经历的变革，许多政府和卫生部门似乎迟迟没有适应。大部分国家政府和政府机构仍然像往常一样开展业务，"在电力机车上承担洗煤者的角色"（Willke, 2007）。相反，根据帕克特（Paquet, 2001）等作者的说法，国家必须发挥新的作用，并作为经纪人、催化剂、鼓舞别人的人、教育者和合作伙伴在更多参与性更强的扁平化进程中解决问题。卫生部门和与之联盟的机构也是如此。特别是，与公民的互动变得至关重要，这为地方一级的辅助保健行动概念以及参与议题辩论的中间机构的重要性注入了新的活力。

卫生部长、常务秘书、国务秘书等通过在政府内部发挥变革领导作用，在卫生善治方面发挥着重要作用：

- 在其影响范围内营造氛围，以传达这样一种信息，即他们希望看到跨领域的办法，并摆脱领域特征；
- 在内阁中担任卫生部门职务，并在部长一级的支持下启动跨部门合作；
- 利用其权力与其他参与者接触，采取联合举措，通过推动针对社会和政府的政策，为微观决策建立框架；
- 寻求与公民和社区团体的交流，通过群众路线了解人们的关切和贡献。

卫生部的高级公务员和卫生机构负责人应发展其组织的慧治能力，并且：

- 通过对健康的扩展理解，由内而外综合审视卫生部门；摒弃线性思维，接受复杂的不可预测性和不确定性；呼吁卫生政策和机构更好地利用远见思维、多方利益相关者协商，促进多样性、自组织网络、分散决策以及持续学习和审查，以管理风险和创造更持久的政策；
- 分配资源，最重要的是花费时间来建立部门间的信任和理解；与其他部门、私营部门和社区的合作伙伴共同确定相互依赖的目标；熟练担任网络管理的角色，并尊重网络合作伙伴；

- 在某些情况下，卫生部门并不总是领先的，因此，通过促进全民参与，推动国家、区域和全球进行关于社会价值观和目标的对话，对话的重要组成部分是健康和福祉。

请注意政治权力与政策权力之间的区别，前者属于部长，后者属于其所依赖的各部长、机构和专家。我们认为，健康政治（health politics）是至关重要的，而且政治（politics）往往对健康及其四个方面的善治——人权、福祉、全球公益和社会正义——产生最大影响。部长们必须认识到，他们有责任在公共政策范围之外，就健康的政治决定因素采取行动。议员们必须以新的、积极主动的方式参与健康治理。例如，第一次健康生活方式和非传染性疾病控制问题全球部长级会议（WHO, 2011）通过的《莫斯科宣言》中的建议，确定并区分了整个政府一级和卫生部门一级的责任。

《关于"健康入万策"的阿德莱德声明》（WHO & South Australia, 2010）概述了卫生部门支持"健康入万策"的新责任，如下：

- 了解其他部门的政治议程和行政命令；
- 建立政策选择和战略的知识和证据基础；
- 比较政策制定中各种选择对健康的影响；
- 建立与其他部门对话和解决问题的规范平台；
- 评价部门间工作和综合决策的效力；
- 通过更好的机制、资源、机构支持以及熟练而专业的员工来进行能力建设。

启动健康慧治的权力主要在各部委。卫生部和各机构必须承担起新的角色，作为关系的元管理者，负责通过更好的协作沟通建立信任并管理网络。为了促进健康治理，卫生部门必须学会与其他部门合作，共同探索政策创新、新机制、新工具和更好的监管框架。这就需要一个既向他人开放又具备必要知识、技能和权限的外向型卫生部门，以便对卫生和其他部门的优先事项采取系统办法。这也意味着加强卫生部门的协调和支持权力。

6.2　政府的参与和领导

必须在政府和组织内部以及基层群众层面领导变革。领导力可以表现在一个组织的高层，也可以自下而上地出现，因为议程是在民间社会和媒体中制定的。在卫生领域，"政治意愿"一词经常被用来描述影响变革的能力。这个术语是许多维度的综合；它需要一批政治参与者，他们对公共政策议程上的某一特定问题有共同的理解，他们真正打算支持可能有效的政策解决方案（Poster et al., 2010）。确保政治意愿是复杂的，并且通常是随着时间的推移而实现的，受媒体和社会对一个问题的接受等背景因素的影响。金登（Kingdon, 1995）确定了议程设置中必须汇集在一起以影响政策变革的三个方面：问题、政治和政策。

领导人也可以被视为政策企业家：他们帮助理解一个问题，确定问题的框架，并充当促进者。今天的领导人并不总是个人；他们也可能是对政治家和决策者施加压力的组织或运动。在卫生领域，有很多体现这种领导力的例子，通过与妇女健康、艾滋病病毒和艾滋病防治等有关的社会运动表现出来。随着技术的发展，新的维度也在不断发展，随着新的参与形式的出现，领导层变得越来越具有协商性和民主性。民主监督还取决于领导人对利益冲突的道德判断和利益问题的透明度。

奈伊（Nye, 2008）强调，在21世纪，领导力正在发生变化。他将软实力和硬实力概念应用于领导，并将有效的领导视为两者的成功结合，他称之为智慧型领导。今天的领导人是推动者：他们帮助一个群体创造和实现共同的目标。这是多利益相关者治理中的一个重要属性，因为最受重视的领导技能之一是能够增强"群体"的意识，以创造一个共同的目标。这一领导原则充分反映在增强权能的健康促进概念中：使人们能够改善健康并解决其决定因素。这种领导被称为变革型领导，在这种领导中，变革的权力是建立在更高目标的基础上的——在这种情况下，更好的健康和福祉是一个社会目标。这种领导可以与基于自身利益的交易型领导形成鲜明对比，尽管两者并不完全分开。波特和克雷默（Porter & Kramer, 2011）提出了健康和环境以及商业领域中变革型领导的共同价值概念，同时不忽略经营企业所需的自身利益。

这种新的领导需要一系列技能。其中最重要的是情境智能（Mayo &
Nohria, 2005），即能够在复杂和适应性面前识别趋势，并利用这些趋势。
这种技能让领导者将战术与目标相结合，然后在不断变化的环境中制定明
智的战略。变革领袖很好地利用了机会之窗，他们结合运用硬实力和软实
力战略来实现变革。在卫生领域，必须加强这些技能；许多卫生和健康方
面的技术专家以及公共卫生管理人员没有对健康的政治性质和做出健康决
定的高度政治化的背景做好准备。缺乏对政治进程和政治文化的了解是卫
生部和许多卫生组织的弱点之一，这就是为什么政治上精明的部长和常务
秘书对推动治理如此重要。

6.3 关于新的欧洲卫生政策（"健康2020"策略）的结论和
建议

整个欧洲都在进行健康慧治改革，尽管世卫组织的调查表明，整个欧
洲区域采用的健康治理并不均衡。通过采纳以下八项建议，"健康2020"
可为建立新的思维方式作出重大贡献，以推动健康治理的发展。

6.3.1 定位健康

首先，人民的健康和福祉必须是整个政府和整个社会的目标。

正如关于GDP以外的社会进步的其他讨论（Stiglitz et al., 2009）所指
出的，良好的健康是一个总体性的社会目标，是人类福祉、经济和社会发
展以及环境保护的组成部分。它是可持续发展和善治的一个重要组成部分。
虽然一些现代宪法载有对健康的承诺，但这一承诺必须以新的方式发挥可
操作性，以便使健康治理以人权为基础：健康是所有人不可推卸的责任。
健康治理是政府最高一级的责任，应当针对政策和社会部门制定明确的投
资目标。这对于解决健康的决定因素至关重要。

因此，"健康2020"必须吸引卫生部门以外的伙伴参与，以应用健康
的视角，触动政府首脑、议员、商界领袖、市长和欧洲公民。创建一个"健
康2020"创新平台可以加强这一战略。

6.3.2 基于新指标的策略

整个政府和全社会必须更加熟悉健康的复杂动态及其决定因素，以便更好地治理。

所有参与者都必须认识到，良好的健康在很大程度上提高了生活质量，提高了劳动生产力，提高了学习能力，加强了家庭和社区，支持了可持续的生境和环境，并为实现安全、减贫和社会包容作出贡献。他们还必须认识到，良好的健康在很大程度上取决于多种社会决定因素、不平等和社会梯度。健康治理与伴随着全球化和现代化而来的风险密切相关。这需要使参与者具备识别和处理健康等贯穿各领域问题的技能和能力。各部门必须共同努力，确定监测变化和进展的指标。即使在政策发挥作用的情况下，各州也可以通过定期评估在早期阶段发现影响政策的新问题，提高抵御意外变化的能力。因此，所收集和分享的数据和信息必须与所有各方相关，并向公众开放。同样重要的是，应扩大可接受证据的材料范围，纳入公民的观点，使其影响决策。提高社会的一般卫生知识普及率与提高政府部门的卫生知识普及率齐头并进。

"健康2020"可帮助各国根据客观和主观数据以及公平和可持续性，确定新的健康和福祉衡量标准。可以考虑采用新方法的新型公共卫生报告，包括用于预期治理的新预测工具。"健康2020"还可以启动一个信息交换中心，例如信息交换所，以收集有关政策如何影响健康以及健康如何影响其他政策的有力证据。

6.3.3 全政府治理途径的制度化流程

需要建立制度化的政府整体结构和进程，以鼓励跨部门解决问题，并利用健康和福祉解决权力不平衡问题。

这些进程需要文化上的重大变化，且要有适当的时间表。政府部门的职能组织限制了它们解决贯穿各领域的棘手问题的能力。政府机构需要领导、任务、激励措施、审计、预算工具、汇集资源、可持续机制和现实的时限，以便就综合解决方案开展协作。各国政府可以通过制定共同目标、综合对策和加强各部门之间纵向和横向问责制的战略计划来协调决策。其中包括新的报告格式，例如衡量部门之间以及受外部广泛公众监督的国家和跨国健康影响之间的外部因素。其中一项建议是在政府内部（关注结果的部门）设立一个公务员团队，系统地处理这些贯穿各领域的问题。

"健康2020"可提出创新的方法（例如本研究所述的方法），以跨部门和跨机构的方式开展工作，并为各国的进展编制预算、筹资和监测。它可以支持卫生部和公共卫生机构成为政府内部的牵头人，鼓励其他部门参与进来，通过法律、说服和激励等一系列硬性和软性治理机制来解决棘手问题。这些策略包括与公共卫生学院、商学院和公共政策学院合作，通过跨部门的慧治培训进行能力建设，以建立基于系统思维和复杂性科学的新技能组合。

6.3.4　全社会治理途径的创新伙伴关系

当前的许多卫生挑战可以通过包括民间组织和私营部门以及大众媒体在内的全社会治理途径得到更好的解决。

通过与民间组织和私营部门的第三方合作，政府被描述为"外强中干"的机构：虽然负责监管，但政府不再是拥有实际控制权或专业知识的部门。然而，通过与第三方合作，政府加强了其合法性，产生了更多的社会资本，确保其政策反映了当地的需要，并获得了宝贵的资源，如专业知识、合法性和与第三方的联系[①]（Bell & Hindmoor, 2009）。

"健康2020"可支持卫生部和公共卫生机构与政府内外的其他机构接触，以达成联合解决方案。它还可以提出新的方案、网络和倡议，让整个欧洲的许多不同利益相关者，特别是公民参与进来，并探索新的激励机制。利益相关者可以共同开展和实施新的健康影响评估和问责框架，例如它们对欧洲健康印迹的贡献。世卫组织欧洲健康城市网络将是进行这种创新的优秀实验室。

6.3.5　对公民知情权和公民参与权的承诺

卫生部门必须致力于健康慧治的高度参与性。

在民主监督制度中，政治家和某些政府机构将其代表权授予新的参与

---

① 第一方指民选决策者和立法者，第二方指公共管理部门和行政人员。

者，这些参与者对人们的需求和需要有更好、更透明的信息。通过新的消费技术，人们直接了解自己，搜索信息，与他人交流，并获取信息。这一点尤其重要，因为许多与生活方式有关的具有挑战性的健康问题不能再被明确归类为公共或私人行为。受过良好教育的公民期望有更多的参与，政府应该给他们一个明确的参与议程，明确公民和患者的角色及其将产生的影响。参与应被视为一项核心卫生服务活动，应在整个决策和卫生服务委托周期中系统地加以鼓励。公民有权获得健康信息。

"健康2020"可通过新的信息和通信技术启动与欧洲公民就健康和福祉展开的对话。它可以使卫生部门承诺制定民间战略、开放数据和跟踪系统，以便更好地加强公共问责制，包括数字和移动治理办法，并制定加强健康素养的综合战略。

6.3.6　全球视角

新的卫生治理必须整合从地方到全球的各级治理。

健康挑战往往要求各州共同努力提供公共产品。通过经济一体化和取消政治边界实现的公共产品全球化，产生了以国家为基础的区域和全球公共产品的概念。例如，大流行病监测的基础是地方和国家两级许多不同参与者的有效监测和报告，这些参与者对欧洲疾病预防和控制中心等区域机构以及全球参与者（例如世卫组织）负责。一致性对于有效的集体行动至关重要，这需要从地方到全球一级的无缝协调和政策执行，并不断提供反馈和审查。

"健康2020"可以启动一个进程，通过利用世卫组织各级之间的合作，将各级决策者聚集在一起，以应对相互依存的挑战。这就要求支持新型卫生外交，以促进外交政策、贸易、农业、发展和卫生等部门之间的一致性。

6.3.7　建立面向外部、创新和支持性的区域协作机构

卫生部门可以通过协助制定政策和实现目标来支持政府的其他部门。"健康2020"可以汇集关于最佳实践和失败的创新做法的报告，以便与其他国家合作，在欧洲区域内外实现共同目标。通过卫生部长、公共卫生机构负责人和其他部门代表定期举行会议，可以推动这些创新。世卫组织欧

洲区域办公室可以采用与其他部门长期合作的模式，例如在食品和卫生工作中推进欧洲环境和卫生进程的模式，以及建立东南欧健康网络和健康促进学校等网络模式。

6.3.8 共同致力于治理创新

在"健康2020"方面，欧盟成员国和世卫组织欧洲区域办公室应：

- 评估和监测欧洲区域在健康治理方面的进展，为此设计一项健康治理创新措施，以全社会和全政府治理途径为重点，作为这项研究的后续措施，并向世卫组织欧洲区域委员会提交一份关于健康治理创新的半年期报告；
- 考虑建立一个多学科的欧洲健康治理研究所，该研究所与南美洲国家联盟最近建立的南美洲卫生治理研究所一样，将作为世卫组织欧洲区域成员国的一种资源，通过领导力发展、政治辩论、培训和研究，以及与各种学科的国家研究所合作，重新引导政府走向健康慧治。

术　语

问责（accountability）：指需要向某权威机构解释某人行为。问责不由需要解释的个人或者主体完成，而由他人或者其他主体承担。问责是一种需要社会互动和交流的行为，一方面，问责需要解释、解答和纠错；另一方面，被问责的一方也需要做出回应和接受制裁。问责制意味着拥有权威性，问责的一方对被问责的一方拥有绝对权威，包括拥有要求得到回复和强制制裁的权利。

复杂适应系统（complex adaptive system）：由许多独立的、自成组织的部分构成，各部分与其他部分、各部分与周围环境可以相互作用。整个系统可以看作是一个连接和互动的网络，整个系统所发挥的作用远大于各个部分作用的总和。系统中任何部分的变化，甚至一个部分的变化，都会引发相关部分和环境的改变及反应。整个系统不断处于对变化和对个体行为的反应和适应当中，因此系统的任何干预的效果总是无法精准预测。

远见（foresight）：指基于对微弱信号的敏感性预测变化并提出多个预测结局的能力（Fuerth, 2009）。

治理（governance）：政府机构与其他社会组织的互动，政府机构与公民的关联行为，及政府的决策过程（Graham et al., 2003）。

健康治理（governance for health）：由数个社区、整个国家或数组国家发起的，以追求健康和福祉为共同目标，由政府联合其他相关机构进行治理的努力（改编自 Bell & Hindmoor, 2009）

卫生治理（health governance）：一个社会为了维护和促进民众的健康所采用的组织活动和行动策略（Dodgson et al., 2002）。

健康入万策（health in all policies）：是一种加强健康政策和其他领域政策之间联系的策略，强调的是其他领域政策对于健康政策的影响，这些政策领域涉及农业、教育、环境、财政、住建和交通等。"健康入万策"旨在改善健康状况，同时，通过主要由卫生部门以外的部门计划和管理的结构、机制及行动等提升国家福祉和财富（Wismar et al., 2007）。

健康公共政策（healthy public policy）：所有明确涉及政策领域和健康影响问责中与健康和公平相关的问题，旨在为人们的健康生活和健康选择创造支持性的环境（WHO, 1988）。

健康促进（health promotion）：使人们能更好地控制和改善健康的过程（WHO Regional Office for Europe, 1986）。

卫生体系（health system）：所有以促进健康、恢复健康和维护健康为首要目的的活动组织的总和。

健康公平性（health equity）：消除社会不同层级（包括财富、权力或声誉层级）在健康（或者社会中与健康相关的重要因素）方面的整体不公平。健康方面的整体不公平使社会中本就处于劣势地位的人群（例如贫困人口、女性或被权利受损的种族、少数民族或宗教团体）在健康问题上处于进一步的劣势地位（Braveman & Gruskin, 2003）。

相互依存性（interdependence）：以国家之间或国家作用物之间相互效应为特点的情形。相互依赖存在于相互作用有显著的双边效果，但不一定是对等的；当相互作用没有显著的效果，则仅为相互关联。相互依存不意味着相互受益。相互依存的关系始终包含代价，因为相互依存限制自主性；从理论上来阐明一段关系的益处是否会超过代价是不可能的。相互依存性取决于作用物的价值和关系的本质（Keohane & Nye, 1989）。

跨部门行动（intersectoral action）：为了共同利益，多个部门共同合作的行动。部门可能包括政府部门（比如卫生、教育、环境和司法等）、普通公民、非营利组织或机构及商业组织（Health canada, 2000）。

合法性（legitimacy）：是一种广泛的认知或假设，即主体行为在社会构建的道德、价值、信仰和定义体系中是适合或恰当的。合法的程度由各种直接和外在利益相关者接受的程度来决定。具有代表性、包容性和透明公开是对合法性建立必要信任的关键。除此之外，合法的程度还有赖于利益相关者建立有效对话并在对话中体现所有权和利益分配，对话要求完全的公开、开放和尊重。如果对话的参与方不能定期监督彼此之间理解的透明性及参与的预期，那么多个利益相关者的进程就会受到严重影响（Burger & Mayer, 2003; Vallejo & Hauselmann, 2004）。

多利益相关者审议（multistakeholder deliberation）：在决策前从不同

的利益者视角考虑和分析问题的集体的、协同的、公共的努力；审议过程通过重视共同价值、共同承诺和出现的问题，综合分析理解各方关系从而加强政策设计（Swanson et al., 2009）。

元治理（meta-governance）：覆盖了政府承担的一系列与治理规划相关的功能，包括监督、指导和协调治理安排；选出和支持治理安排中的关键参与者；资源动员；确保公平有效地操作更广泛的治理系统以及呈递民主和问责问题（Bell & Hindmoor, 2009）。

助推政策（nudge policy）：选择架构的任何方面都可以以可预测到的方式改变人们的行为，而不需要禁止选择或显著改变经济动机（Thaler & Sunstein, 2008）。

公共卫生（public health）：一门科学和艺术，通过社会有组织的努力来预防疾病、延长生命和促进健康（Acheson, 1988）。

共同价值（shared value）：加强伙伴的竞争能力，同时推动社区经济和社会进步的政策和实践。只有社会发展和经济发展之间的关系能够得到确定和发展，才能创造共同价值（Porter & Kramer, 2011）。

健康的社会决定因素（social determinants of health）：人们在出生、成长、生活、工作和不同年龄段所遇到的一系列社会条件，也包括卫生体系。金钱、权利和资源在全球、国家和地区之间不同水平的分布共同塑造了导致这种社会决定因素的环境，不同的社会决定因素影响决策的选择。健康的社会决定因素是影响国家之间以及国家内部之间健康不公平的主要原因（Commission on Social Determinants of Health, 2008）。

慧治（smart governance）：公共组织和国际组织的相互依存日益加剧，慧治是这种相互依存环境下一种制度上的适应。在知识社会中，基于规范考量的政策决策逐渐被循证的政策决策所取代。同时，决策的制定要求新的处理方法和描述相关的不确定性，尤其当知识取代多数表决成为权威基础之际。知识始终是充满疑问和可变的，相关的不确定性也会随之增加。维尔克（Willke, 2007）提出的慧治是原则、因素和能力的综合体，是一种能有效处理知识社会的环境和紧急状态的治理形式。

福祉（well-being）：人们对积极和消极情绪、满足、活力、复原力、自尊、目的感和意义的综合体验。社会福祉包含两个主要组成部分：支持性关系、信任和归属感；并结合了个人所期望并想实现的幸福生活（New Economics Foundation, 2011）。

全政府治理途径（whole-of-government approach）：指纵向融合各级政府治理和水平融合政府内部各部门治理。全政府活动是多层次的，包括地方到全球政府活动和参与方，并越来越多地涉及政府以外的群体。全政府治理途径常常寻求新的组织设计和重组，来解决在中心问题或总体目标方面缺乏指挥和控制的问题。这种途径要求建立信任、共同伦理、依从性强的文化和新技能。全政府途径强调需要对政府支持的整体社会目标进行更好的协调和整合。健康入万策是一种全政府途径，使健康治理和福祉追求成为除卫生部门外其他部门的优先任务，并包含两个工作方向：其他部门如何影响卫生部门和卫生部门如何影响其他部门。

全社会治理途径（whole-of-society approach）：一种旨在拓展全政府治理途径的方法，特别强调私营部门、民间团体以及政治决策者（比如议员们）的作用。政策网络越来越多地出现在政府内并延伸至政府外，以便纳入其他社会的行动者，尤其在肥胖干预和防治流行性疾病等棘手问题方面。通过动员私营部门、民间团体、社区及个人，全社会治理途径可加强社区的适应力从而抵御对健康、安全和福祉的威胁。肥胖问题和全球食物危机问题已经让我们看到，全社会治理途径不仅是个别机构的事，它对地方和全球的文化及媒体，农村和城镇社区及所有相关的政策部门都有影响和推动作用，影响范围涉及教育体系、交通部门、环境甚至城镇规划等。全社会治理途径是一种合作性治理的形式，它在广泛的参与方中通过规范价值和建立信任来强调协调性。

棘手问题（wicked problems）："棘手"一词指难以解决。成功解决或至少管理棘手问题要求重新评估传统的工作方法并解决问题。这些问题对治理结构、技能基础和组织能力都提出了一定的挑战。我们首先要做的是认清哪些问题是棘手的。成功解决棘手问题需要政府及其部门领导人的广泛认识和理解。对于棘手问题而言，没有简单易行、一蹴而就的解决方法。

Acheson D (1988). *Report of the Committee of Inquiry into the future development of the public health functions.* London, H.M. Stationery Office:289.

African Development Bank Group (2009). *Checklist for gender mainstreaming in governance programmes.* Abidjan, African Development Bank Group (http://www.afdb.org/fileadmin/uploads/afdb/Documents/Policy-Documents/Checklist%20for%20Gender%20Mainstreaming%20in%20Governance%20Programmes%20EN.pdf, accessed 30 May 2012).

Aizcorbe A, Retus B, Smith S (2008). Toward a health care satellite account. *Survey of Current Business,* 88:24–30.

American Beverage Association (2010). *Alliance school beverage guidelines: final progress report.* Washington, DC, American Beverage Association.

Andersson E (in press). Engagement in health: what role for the public and patients? In: Kickbusch I, Gleicher D, eds. *Governance for health.* Berlin, Springer.

Ansell C, Gash A (2007). Collaborative governance in theory and practice. *Journal of Public Administration Research and Theory,* 18:543–571.

(Australian) Management Advisory Committee (MAC) (2004). *Connecting government: whole of government responses to Australia's priority challenges.* Canberra, Commonwealth of Australia (http://www.apsc.gov.au/mac/connectinggovernment.pdf, accessed 30 May 2012).

Barabas J (2004). How deliberation affects policy opinions. *American Political Science Review,* 98:687–701.

Beck U (1992). *Risk society: towards a new modernity.* London, Sage.

Bell S, Hindmoor A (2009). *Rethinking governance: the centrality of the state in modern society.* Cambridge, Cambridge University Press.

Birkavs V, McCartney C (2011). Policies for shared societies: their contribution to well-being and economic performance. In: *Challenge Europe: growth, well-being and social policy in Europe: trade-off or synergy?* Brussels, European Policy Centre:20–26.

Bonell C et al. (2011). One nudge forward, two steps back. *British Medical Journal,* 342:d401.

Brandt AM (2007). *The cigarette century: the rise, fall, and deadly persistence of the product that defined America.* New York, Basic Books.

Braveman P, Gruskin S (2003). Defining equity in health. *Journal of Epidemiology and Community Health,* 57:254–258.

Bryson JM, Crosby BC, Stone MM (2006). The design and implementation of cross-sector collaborations: propositions from the literature. *Public Administration Review,* 66:44–55.

Bull B, McNeill D, eds. (2007). *Development issues in global governance.* London, Routledge.

Burger D, Mayer C (2003). *Making sustainable development a reality: the role of social and ecological standards.* Eschborn, Deutsche Gesellschaft für Technische Zusammenarbeit (GTZ).

Butler-Jones D (2008). *The Chief Public Health Officer's report on the state of public health in Canada, 2008: addressing health inequalities.* Ottawa, Minister of Health (http://www.phac-aspc.gc.ca/cphorsphc-respcacsp/2008/pdf/cpho-report-eng.pdf, accessed 30 May 2012).

Capewell S et al. (1999). Effects of the Heartbeat Wales programme. *British Medical Journal,* 318:1072.

Cashore B (2002). Legitimacy and the privatisation of environmental governance: how non-state market driven (NSMD) governance systems gain rule making authority. *Governance,* 15:503–529.

Children's Hospital Boston (2012a). *MedWatcher: track medication safely from your iPhone.* Boston, Children's Hospital Boston (http://www.healthmap.org/medwatcher, accessed 30 May 2012).

Children's Hospital Boston (2012b). *Outbreaks near me.* Boston, Children's Hospital Boston (http://

www.healthmap.org/outbreaksnearme, accessed 30 May 2012).

Christensen T, Laegreid P (2007). The whole of government approach to public sector reform. *Public Administration Review*, 67:1059–1066.

CNN World (2006). *Skinny models banned from catwalk.* Atlanta, Cable News Network (http://articles.cnn.com/2006-09-13/world/spain.models_1_association-of-fashion-designers-skinny-models-pasarela-cibeles?_s=PM:WORLD, accessed 30 May 2012).

Commission on Global Governance (1995). *Our global neighbourhood.* Oxford, Oxford University Press.

Commission on Social Determinants of Health (2008). *Closing the gap in a generation: health equity through action on the social determinants of health. Final report of the Commission on Social Determinants of Health.* Geneva, World Health Organization (http://www.who.int/social_determinants/resources/gkn_lee_al.pdf, accessed 30 May 2012).

Conklin J (2006). Wicked problems and social complexity. In: *Dialogue mapping: building shared understanding of wicked problems.* New York, Wiley.

Coulter A (2005). What do patients and the public want from primary care? *British Medical Journal*, 331:1199.

Council of the European Union (2006a). *Council conclusions on health in all policies (HiAP). Proceedings of the 2767th Employment, Social Policy, Health and Consumer Affairs Council meeting, Brussels, 30 November and 1 December 2006.* Brussels, Council of the European Union (http://www.consilium.europa.eu/ueDocs/cms_Data/docs/pressData/en/lsa/91929.pdf, accessed 30 May 2012).

Council of the European Union (2006b). *Council conclusions on common values and principles in European Union health systems.* Brussels, Council of the European Union.

Crawford A (2006). Networked governance and the post-regulatory state? *Theoretical Criminology*, 10:449–479.

Cullbridge Marketing and Communications (2011). Tools of change: proven methods for promoting health, safety and environmental citizenship [web site]. Ottawa, Cullbridge Marketing and Communications.

Dahlgren G, Whitehead M (2006). *European strategies for tackling social inequities in health: levelling up part 2.* Copenhagen, WHO Regional Office for Europe.

Davis RM (1998). Healthy People 2010: national health objectives for the United States. *British Medical Journal*, 317:1513–1517.

de la Chapelle B (2008). Multi-stakeholder governance: emergence and transformational potential of a new political paradigm. In: Helbing D, ed. *Managing complexity: insights, concepts, applications.* Berlin, Springer.

Dodgson R, Lee K, Drager N (2002). *Global health governance: a conceptual review.* Geneva, World Health Organization (http://whqlibdoc.who.int/publications/2002/a85727_eng.pdf, accessed 30 May 2012).

Dolan P, Tsuchiya A, Wailoo A (2003). NICE's citizen's council: what do we ask them, and how? *Lancet*, 362:918–919.

Dubé L et al. (2009a). *Building convergence: toward an integrated health and agri-food strategy for Canada.* Ottawa, Canadian Agri-Food Policy Institute (http://www.capi-icpa.ca/pdfs/Building-Convergence_Summary.pdf, accessed 30 May 2012).

Dubé L, Thomassin P, Beauvais J (2009b). *Whole-of-society approach to policy development and implementation: building convergence and driving change on the ground.* Ottawa, Canadian Agri-Food Policy Institute. (http://www.capi-icpa.ca/converge-full/eight.html, accessed 30 May 2012).

ECDC/EMEA Joint Working Group (2009). *The bacterial challenge: time to react.* Stockholm, European Centre for Disease Prevention and Control and European Medicines Agency (http://www.ecdc.europa.eu/en/publications/Publications/0909_TER_The_Bacterial_Challenge_Time_to_React.pdf, accessed 30 May 2012).

European Commission (2009). *Communication from the Commission to the Council and the European Parliament. GDP and beyond: measuring progress in a changing world.* Brussels, European

Commission.

European Commission (2010). *Communication from the Commission: Europe 2020 – a strategy for smart, sustainable and inclusive growth.* Brussels, European Commission (http://ec.europa.eu/europe2020/index_en.htm, accessed 30 May 2012).

European Parliament (2006). Regulation (EC) No. 1924/2006 of the European Parliament and the Council of 20 December 2006 on nutrition and health claims made on foods. *Official Journal of the European Communities*, L 404 (30 December):9.

Federal Interagency Workgroup (2010). *Healthy People 2020 framework.* Washington, DC, United States Department of Health and Human Services (http://www.healthypeople.gov/2020/consortium/HP2020Framework.pdf, accessed 30 May 2012).

Fidler A, Szabó T (in press). Bridging the gap: governance challenges for the health sector in the countries of central and eastern Europe and the former Soviet Union. In: Kickbusch I, Gleicher D, eds. *Governance for health*. Berlin, Springer.

Finegood D, Merth T, Rutter H (2010). Implications of the foresight obesity system map for solutions to childhood obesity. *Obesity*, 18:S13–S16.

Frederickson GH (2005). Whatever happened to public administration? Governance, governance everywhere. In: Ferlie E, Lynn LE, Pollitt C, eds. *The Oxford handbook of public management*. Oxford, Oxford University Press.

Fuerth LS (2009). Foresight and anticipatory governance. *Foresight*, 11(4):14–32.

Georgia Health Policy Center (2008). *Finding the voice of public health in the national health reform dialogue: an integrative model for health system transformation*. Atlanta, Georgia State University.

Glouberman S et al. (2003). *A toolbox for improving health in cities: a discussion paper*. Ottawa, Caledon Institute of Social Policy.

Government of Australia (2007). *Tackling wicked problems: a public policy perspective*. Canberra, Australian Public Service Commission (http://www.apsc.gov.au/publications07/wickedproblems.pdf, accessed 30 May 2012).

Government of Northern Ireland (1999). *Professional policy making for the twenty first century*. Belfast, Government of Northern Ireland (http://ctpr.org/wp-content/uploads/2011/03/Professional-Policy-Making-for-the-21st-Century-1999.pdf, accessed 30 May 2012).

Graham J, Amos B, Plumptre T (2003). *Principles of good governance in the 21st century*. Ottawa, Institute on Governance.

Greer SL, Vanhercke B (2010). The hard politics of soft law: the case of health. In: Mossialos E et al., eds. *Health systems governance in Europe: the role of European Union law and policy*. Cambridge, Cambridge University Press.

Grefe C, Schnabel U (2011). "Wir müssen zukunftsoffen bleiben". *Zeit Online*, 21 (http://www.zeit.de/2011/21/Energie-Ethikkommission, accessed 30 May 2012).

Health Canada (2000). *Intersectoral action toolkit*. Ottawa, Health Canada.

Health Council of Canada (2007). *ActNow BC supports healthy lifestyles*. Ottawa, Health Council of Canada (http://healthcouncilcanada.ca/docs/shiningalight/ActNow%20BC%20supports%20healthy%20lifestyles.pdf, accessed 30 May 2012).

Hernández-Aguado I, Parker LA (2009). Intelligence for health governance: innovation in the monitoring of health and well-being. In: Kickbusch I, ed. *Policy innovation for health*. New York, Springer:23–66.

Hill C, Lynn LE (2005). Is hierarchical governance in decline? Evidence from empirical research. *Journal of Public Administration Research and Theory*, 15:73–96.

Hocking J (2005). Liberty, security and the state. In: Saunders P, Walter S, eds. *Ideas and influence: social science and public policy in Australia*. Sydney, UNSW Press.

Holzer M et al. (2010). *Prague e-governance: a study of best practices*. Newark, NJ, E-Governance Institute, National Center for Public Performance.

Hood C (1991). A public management for all seasons? *Public Administration*, 63:3–19 (http://www.globalhealtheurope.org/images/stories/researchpaper_02_v3_web.pdf, accessed 30 May 2012).

Hooghe L, Marks G (2003). Unravelling the central state, but how? Types of multi-level governance. *American Political Science Review*, 97:233–243.

Huxham C (2003). Theorizing collaboration practice. *Public Management Review*, 5:401–423.

Imperial M (2005). Using collaboration as a governance strategy: lessons from six watershed management programs. *Administration and Society*, 37:281–320.

Institute of Medicine (2011). *For the public's health: revitalizing law and policy to meet new challenges*. Washington, DC, National Academy of Sciences.

Institute of Transport Economics (2002). *CBA of cycle track network in Norwegian cities*. Oslo, Institute of Transport Economics (TØI-report 567/2002) A 38(8):592–605.

International Association for Public Participation (2004). *IAP2 public participation spectrum*. Wollongong, Australia, International Association for Public Participation Australasia.

International Food and Beverage Alliance (2009). *Progress report to Dr. Margaret Chan, Director-General of the World Health Organization on the International Food and Beverage Alliance's five commitments to action under the 2004 Global Strategy on Diet, Physical Activity and Health*. Geneva, International Food and Beverage Alliance.

International Food and Beverage Alliance (2011). *The International Food and Beverage Alliance's five commitments to action in support of the World Health Organization's 2004 Global Strategy on Diet, Physical Activity and Health*. Geneva, International Food and Beverage Alliance.

Jenson J (2009). Making sense of contagion: citizenship regimes and public health in Victorian England. In: Hall P, Lamont M, eds. *Successful societies: how institutions and culture affect health*. Cambridge, Cambridge University Press.

Jessop B (2002). *Governance and metagovernance: on reflexivity, requisite variety, and requisite irony*. Lancaster, Department of Sociology, Lancaster University (http://www.lancs.ac.uk/fass/sociology/papers/jessop-governance-and-metagovernance.pdf, accessed 30 May 2012).

John F. Kennedy Presidential Library and Museum (1968). *Remarks of Robert F. Kennedy at the University of Kansas, March 18, 1968*. Boston, John F. Kennedy Presidential Library and Museum.

Jonas H (1985). *The imperative of responsibility: search of an ethics for the technological age*. Chicago, University of Chicago Press.

Kailas A, Chong CC, Watanabe F (2010). From mobile phones to personal wellness dashboards. *IEEE Pulse*, 7/8:57–63.

Kamel Boulos MN (in press). Social media and Web 2.0: how will they impact governance for health? In: Kickbusch I, Gleicher D, eds. *Governance for health*. Berlin, Springer.

Keane J (2003). *Global civil society?* Cambridge, Cambridge University Press.

Keane J (2009). *The life and death of democracy*. New York, Simon and Schuster.

Keohane RO, Nye J (1989). *Power and interdependence*. 2nd ed. Cambridge, MA, HarperCollins.

Kickbusch I (2003). Perspectives in health promotion and population health. *American Journal of Public Health*, 93:383–388.

Kickbusch I (2007). Health governance: the health society. In: McQueen D, Kickbusch I, eds. *Health and modernity: the role of theory in health promotion*. New York, Springer.

Kickbusch I (2010). Health in all policies: the evolution of the concept of horizontal governance. In: Kickbusch I, Buckett K, eds. *Implementing health in all policies: Adelaide 2010*. Adelaide, Government of South Australia.

Kickbusch I (2011). Global health diplomacy: how foreign policy can influence health. *British Medical Journal*, 342:d3154.

Kickbusch I, Buckett K, eds. (2010). *Implementing health in all policies: Adelaide 2010*. Adelaide, Government of South Australia.

Kingdon JW (1995). *Agendas, alternatives and public policies*. 2nd ed. New York, Addison Wesley Longman.

Klijn EH (2005). Networks and inter-organizational management: challenging, steering, evaluation, and the role of public actors in public management. In: *The Oxford handbook of public management*. Oxford, Oxford University Press.

Klijn EH (2009). Trust in governance networks: looking for conditions for innovative solutions and outcomes. In: Osborne SP, ed. *The new public governance? Emerging perspectives on the theory and practice of public governance.* London, Routledge.

Klinke A, Renn O (2006). Systemic risks as challenge for policy making in risk governance. *Forum Qualitative Sozialforschung/Forum Qualitative Social Research,* 7(1):33.

Kloprogge P, van der Sluijs (2006). The inclusion of stakeholder knowledge and perspectives in integrated assessment of climate change. *Climatic Change,* 75:359–389.

Kuhn T (1962). *Structure of scientific revolutions.* Chicago, University of Chicago Press.

Labonte R et al. (2004). *Fatal indifference: the G8, Africa and global health.* Ottawa, Juta Academic.

Mackenbach J et al. (2008). Socioeconomic inequalities in health in 22 European countries. *New England Journal of Medicine,* 358:2468–2481.

Marteau TM et al. (2011). Judging nudging: can nudging improve population health? *British Medical Journal,* 342:d228.

Mayo AJ, Nohria N (2005). *In their time: the greatest business leaders of the twentieth century.* Boston, Harvard Business School Press.

McQuaid RW (2009). Theory of organizational partnerships: partnership advantages, disadvantages and success factors. In: Osborne SP, ed. *The new public governance? Emerging perspectives on the theory and practice of public governance.* London, Routledge.

McQueen D (in press). Value base, ethics and key challenges of health governance for health protection, health promotion and disease prevention. In: Kickbusch I, Gleicher D, eds. *Governance for health.* Berlin, Springer.

Meeting of Minds European Citizens' Panel (2006). *European citizens' assessment report: complete results.* Brussels, Meeting of Minds Partner Consortium.

Michalski W, Miller R, Stevens B (2001). Governance in the 21st century: power in the global knowledge economy and society. In: OECD, ed. *Governance in the 21st century.* Paris, Organisation for Economic Co-operation and Development:7–26.

Ministry of Education, Finland (2008). *The Finnish Government's Child and Youth Policy Programme 2007–2011.* Helsinki, Ministry of Education.

Moore M, Hartley J (2009). Innovations in governance. In: Osborne SP, ed. *The new public governance? Emerging perspectives on the theory and practice of public governance.* London, Routledge.

Moss C, Schmitz A, Schmitz T (2006). First-generation genetically modified organisms in agriculture. *Journal of Public Affairs,* 6:46–57.

Mossialos E et al., eds. (2010). *Health systems governance in Europe: the role of European Union law and policy.* Cambridge, Cambridge University Press.

Mulgan R (2000). Accountability: an ever-expanding concept? *Public Administration,* 78:555–573.

Murthy NRN (2011). Corporate connections: the value of private sector partnerships. *Harvard International Review,* Spring:69–73.

Nestle M (2007). *Food politics: how the food industry influences nutrition and health.* Revised and expanded edition. Berkeley, University of California Press.

New Economics Foundation (2011). *Measuring our progress: the power of well-being.* London, New Economics Foundation (http://www.wikiprogress.org/images//Measuring_our_progress_webReady.pdf, accessed 30 May 2012).

Nguyen C (2009). *A woman's place is at the policy table … and how citizens' assemblies are helping make that happen.* Ottawa, Canadian Women's Health Network (http://www.cwhn.ca/en/node/39372, accessed 30 May 2012).

Nye J (2008). *The power to lead.* Oxford, Oxford University Press.

Nye J (2011). *The future of power.* New York, PublicAffairs.

Nye J, Kamarck EC (2002). *Governance.com: democracy in the information age.* Washington, DC, Brookings Institute Press.

OECD (2001). *Governance in the 21st century.* Paris, Organisation for Economic Co-operation and Development.

OECD (2010). *Meeting of the Health Committee at Ministerial Level: final communiqué.* Paris, Organisation for Economic Co-operation and Development (http://www.oecd.org/dataoecd/4/55/46163626.pdf, accessed 30 May 2012).

OECD (2012). Public governance [web site]. Paris, Organisation for Economic Co-operation and Development (http://www.oecd.org/countrieslist/0,3351,en_2649_37405_1_1_1_1_37405,00.html, accessed 30 May 2012).

OECD Global Science Forum (2009). *Applications of complexity science for public policy: new tools for finding unanticipated consequences and unrealized opportunities.* Paris, Organisation for Economic Co-operation and Development.

Office of the United Nations High Commissioner for Human Rights and WHO (2008). *The right to health.* Geneva, Office of the United Nations High Commissioner for Human Rights (Fact Sheet No. 31; http://www.ohchr.org/Documents/Publications/Factsheet31.pdf, accessed 30 May 2012).

Orr R (2011). UN Innovation: a business model for solving global problems. *Harvard International Review,* Spring:64–68.

Osborne SP (2009). The (new) public governance: a suitable case for treatment? In: Osborne SP, ed. *The new public governance? Emerging perspectives on the theory and practice of public governance.* London, Routledge.

Özdemir V, Knoppers BM (in press). From government to anticipatory governance: responding to the challenges of innovation and emerging technologies. In: Kickbusch I, Gleicher D, eds. *Governance for health.* Berlin, Springer.

Paquet G (2001). The new governance, subsidiarity and the strategic state. In: OECD, ed. *Governance in the 21st century.* Paris, Organisation for Economic Co-operation and Development.

PatientsLikeMe (2012). PatientsLikeMe [web site]. Cambridge, MA, PatientsLikeMe (http://www.patientslikeme.com, accessed 30 May 2012).

Peake S et al. (2008). *Health equity through intersectoral action: an analysis of 18 country case studies.* Ottawa, Public Health Agency of Canada and Geneva, World Health Organization.

Permanand G, Vos E (2010). EU regulatory agencies and health protection. In: Mossialos E et al., eds. *Health systems governance in Europe: the role of European Union law and policy.* Cambridge, Cambridge University Press.

Peters BG (2001). *The future of governing.* Lawrence, University Press of Kansas.

Pettersson B (2010). Health in all policies across jurisdictions – a snapshot from Sweden. *Public Health Bulletin South Australia,* 7(2):17–20.

Poguntke T, Webb P (2005). The presidentialization of politics in democratic societies: a framework for analysis. In: Poguntke T, Webb P, eds. *The presidentialization of politics: a comparative study of modern democracies.* Oxford, Oxford University Press:1–25.

Porter M, Kramer M (2011). Creating shared value. *Harvard Business Review,* 89(1/2):62–77.

Post LA, Raile ANW, Raile ED (2010). Defining political will. *Politics and Policy,* 38:653–676.

Public Health Agency of Canada et al. (2007). *Crossing sectors – experiences in intersectoral action, public policy and health.* Ottawa, Public Health Agency of Canada (http://www.phac-aspc.gc.ca/publicat/2007/cro-sec/pdf/cro-sec_e.pdf, accessed 30 May 2012).

Puska P et al., eds. (1995). *The North Karelia project: 20 year results and experiences.* Helsinki, National Public Health Institute.

Puska P, Ståhl T (2010). Health in all policies – the Finnish initiative: background, principles, and current issues. *Annual Review of Public Health,* 31:27.1–27.14.

Raynaud O, Jané-Llopis E (in press). Partnering for health governance transformation. In: Kickbusch I, Gleicher D, eds. *Governance for health.* Berlin, Springer.

Reither EN, Olshansky SJ, Yang Y (2011). New forecasting methodology indicates more disease and earlier mortality ahead for today's younger Americans. *Health Affairs (Millwood),* 30:1562–1568.

Rhodes RAW (2000). Governance and public administration. In: Pierre J, ed. *Debating governance: authority, steering, and democracy.* Oxford, Oxford University Press.

Riklin A (2006). What Montesquieu could not have known yet: reflections on a revision of the separation of powers theory. *Ancilla Iuris,* 20.

Robertson J (2003). *The economic costs of infectious diseases.* Canberra, Parliament of Australia (Research Note No. 36 2002–03; http://www.aph.gov.au/library/pubs/rn/2002-03/03rn36.htm, accessed 30 May 2012).

Roll Back Malaria Partnership (2010). Roll Back Malaria (RBM) Partnership publications and multimedia resources [web site]. Geneva, World Health Organization (http://www.rollbackmalaria.org/multimedia/index.html, accessed 5 January 2012).

Rosenberg CE (1962). *The cholera years; the United States in 1832, 1849, and 1866.* Chicago, University of Chicago Press.

Ruger JP (2010). *Health and social justice.* Oxford, Oxford University Press.

Sabel CF, Zeitlin J (2008). Learning from difference: the new architecture of experimentalist governance in the European Union. *European Law Journal,* 14:278–280.

Salamon LM, ed. (2002). *The tools of government.* Oxford, Oxford University Press.

Sandel MJ (2010). *Justice: what's the right thing to do?* London, Penguin Books.

San Ramon Valley Fire Department (2012). *Fire department iPhone App 2.0.* San Ramon, San Ramon Valley Fire Department (http://firedepartment.mobi, accessed 30 May 2012).

Scharpf FW (1994). Games real actors could play: positive and negative co-ordination in embedded negotiations. *Journal of Theoretical Politics,* 6(1):27–53.

Scharpf FW (2002). The European social model. *Journal of Common Market Studies,* 40:645–670.

Schneider M et al. (2010). *Foundations, methodology, and selected results of a satellite account for the German health economy.* Augsburg, Beratungsgesellschaft für angewandte Systemforschung mbH.

Scottish Government (2009). *Recipe for success – Scotland's National Food and Drink Policy.* Edinburgh, Scottish Government (http://www.scotland.gov.uk/Publications/2009/06/25133322/2, accessed 30 May 2012).

Senden L (2005). Soft law, self-regulation and co-regulation in European law: where do they meet? *Electronic Journal of Comparative Law,* 9.1.

Skogan WG et al. (2008). *Evaluation of CeaseFire-Chicago.* Chicago, Northwestern University.

Slama K (2005). From evidence to practice: tobacco control effectiveness. *Promotion and Education,* 12(Suppl. 1):28–32.

Sorenson E (2006). Metagovernance: the changing role of politicians in processes of democratic governance. *American Review of Public Administration,* 36:98–114.

Ståhl T et al., eds. (2006). *Health in all policies: prospects and potentials.* Helsinki, Ministry of Social Affairs and Health (http://ec.europa.eu/health/archive/ph_information/documents/health_in_all_policies.pdf, accessed 30 May 2012).

Stiglitz JE, Sen A, Fitoussi JP (2009). *Report by the Commission on the Measurement of Economic Performance and Social Progress.* Paris, Commission on the Measurement of Economic Performance and Social Progress (http://www.stiglitz-sen-fitoussi.fr/documents/rapport_anglais.pdf, accessed 30 May 2012).

Strand M et al. (2009). *Setting the political agenda to tackle health inequity in Norway.* Copenhagen, WHO Regional Office for Europe (Studies on Social and Economic Determinants of Population Health, No. 4; http://www.euro.who.int/__data/assets/pdf_file/0014/110228/E93431.pdf, accessed 30 May 2012).

Strange S (1996). *The retreat of the state: the diffusion of power in the world economy.* Cambridge, Cambridge University Press.

Suchman M (1995). Managing legitimacy: strategic and institutional approaches. *Academy of Management Review,* 20:571.

Swanson D et al. (2009). Seven guidelines for policy-making in an uncertain world. In: Swanson D, Bhadwal S, eds. *Creating adaptive policies: a guide for policy-making in an uncertain world.* London, Sage.

Tallacchini M (2005). Before and beyond the precautionary principle: epistemology of uncertainty in science and law. *Toxicology and Applied Pharmacology,* 207(2 suppl):645–651.

Thaler RH, Sunstein C (2008). *Nudge: improving decisions about health, wealth, and happiness.* New Haven, CT, Yale University Press.

Tomson G (2010). *The impact of global processes on health systems in Europe.* Geneva, Global Health Europe (Global Health Europe Research Paper No. 2; http://www.globalhealtheurope.

org/images/stories/researchpaper_02_v3_web.pdf, accessed 30 May 2012).

Tomson G, Påfs J, Diseberg A (in press). The challenges of multi-level governance: the impact of global and regional processes on health and health systems in Europe. In: Kickbusch I, Gleicher D, eds. *Governance for health*. Berlin, Springer.

UNDP (1997). *Good governance – and sustainable human development. A UNDP policy document.* New York, United Nations Development Programme (http://mirror.undp.org/magnet/policy/chapter1.htm, accessed 30 May 2012).

UNDP (2011). *Human development report 2011 – Sustainability and equity: a better future for all.* New York, Palgrave Macmillan.

United Nations (2010). *UN advisory group seeks to enhance public-private links to boost access to energy.* New York, United Nations (http://www.un.org/apps/news/story.asp?NewsID=35333, accessed 30 May 2012).

United Nations General Assembly (1948). *Universal Declaration of Human Rights.* New York, United Nations.

United Nations General Assembly (1966). *International Covenant on Economic, Social and Cultural Rights.* New York, United Nations.

United States Department of Health and Human Services (2010). *HHS announces the nation's new health promotion and disease prevention agenda.* Washington, DC, United States Department of Health and Human Services (http://www.hhs.gov/news/press/2010pres/12/20101202a.html, accessed 30 May 2012).

Vallejo N, Hauselmann P (2004). *Governance and multi-stakeholder processes.* Winnipeg, International Institute for Sustainable Development.

Vangen S, Huxham C (2003). Nurturing collaborative relations: building trust in interorganizational collaboration. *Journal of Applied Behavioral Science*, 39:5–31.

Vibert F (2007). *The rise of the unelected: democracy and the new separation of powers.* Cambridge, Cambridge University Press.

Vogel D (2008). Private global business regulation. *Annual Review of Political Science*, 11:261–282.

Walter J, Strangio P (2007). *No, Prime Minister: reclaiming politics from leaders.* Sydney, UNSW Press.

Weber M (1922/1978). *Economy and society.* Berkeley, University of California Press.

Wernli D et al. (2011). A call for action: the application of the International Health Regulations to the global threat of antimicrobial resistance. *PLoS Medicine*, 8:e1001022.

Whiting D, Unwin N, Roglic G (2010). Diabetes: equity and social determinants. In: Blas E, Kurup AS, eds. *Equity, social determinants and public health programmes.* Geneva, World Health Organization (http://www.who.int/social_determinants/en, accessed 30 May 2012).

WHO (1946). *Constitution of the World Health Organization.* Geneva, World Health Organization (http://www.who.int/governance/eb/who_constitution_en.pdf, accessed 30 May 2012).

WHO (1978). *Declaration of Alma-Ata. International Conference on Primary Health Care, Alma-Ata, USSR, 6–12 September 1978.* Geneva, World Health Organization (http://www.who.int/hpr/NPH/docs/declaration_almaata.pdf, accessed 30 May 2012).

WHO (1988). *Adelaide Recommendations on Healthy Public Policy. Second International Conference on Health Promotion, Adelaide, South Australia, 5–9 April 1988.* Geneva, World Health Organization (http://www.who.int/hpr/NPH/docs/Adelaide_recommendations.pdf, accessed 30 May 2012).

WHO (1997a). *Jakarta Declaration on Leading Health Promotion into the 21st Century. 4th International Conference on Health Promotion: "New Players for a New Era – Leading Health Promotion into the 21st Century", Jakarta, 21–25 July.* Geneva, World Health Organization (http://www.who.int/hpr/NPH/docs/jakarta_declaration_en.pdf, accessed 30 May 2012).

WHO (2000). *The world health report 2000: health systems: improving performance.* Geneva, World Health Organization (www.who.int/whr/2000/en/index.html, accessed 30 May 2012).

WHO (2003a). *WHO Framework Convention on Tobacco Control.* Geneva, World Health Organization (http://www.who.int/fctc/en, accessed 30 May 2012)

WHO (2003b). *Diet, nutrition and the prevention of chronic diseases: report of the joint WHO/FAO expert consultation.* Geneva, World Health Organization, 2003 (WHO Technical Report Series, No. 916; http://www.who.int/dietphysicalactivity/publications/trs916/download/en/index.html, accessed 30 May 2012).

WHO (2004). *Global Strategy on Diet, Physical Activity and Health.* Geneva, World Health Organization (http://www.who.int/dietphysicalactivity/en, accessed 30 May 2012).

WHO (2009). *Whole-of-society pandemic readiness: WHO guidelines for pandemic preparedness and response in the non-health sector.* Geneva, World Health Organization (http://www.who.int/csr/disease/influenza/pandemic/en, accessed 30 May 2012).

WHO (2011). *Moscow Declaration: First Global Ministerial Conference on Healthy Lifestyles and Non-communicable Disease Control.* Geneva, World Health Organization (http://www.who.int/nmh/events/Moscow_ncds_2011/conference_documents/moscow_declaration_en.pdf, accessed 30 May 2012).

WHO and Government of South Australia (2010). *Adelaide Statement on Health in All Policies.* Geneva, World Health Organization (http://www.who.int/social_determinants/en, accessed 30 May 2012).

WHO Regional Office for Europe (1985). *Targets for Health for All: targets in support of the European regional strategy for Health for All.* Copenhagen, WHO Regional Office for Europe.

WHO Regional Office for Europe (1986). *Ottawa Charter for Health Promotion.* Copenhagen, WHO Regional Office for Europe (http://www.euro.who.int/__data/assets/pdf_file/0004/129532/Ottawa_Charter.pdf, accessed 30 May 2012).

WHO Regional Office for Europe (2004). *Preventing road traffic injury: a public health perspective for Europe.* Copenhagen, WHO Regional Office for Europe (http://www.euro.who.int/__data/assets/pdf_file/0003/87564/E82659.pdf, accessed 30 May 2012).

WHO Regional Office for Europe (2007). *WHO European Action Plan for Food and Nutrition Policy 2007–2012.* Copenhagen, WHO Regional Office for Europe (http://www.euro.who.int/__data/assets/pdf_file/0017/74402/E91153.pdf, accessed 30 May 2012).

WHO and UNICEF (2008). *World report on child injury prevention.* Geneva, World Health Organization (http://www.phs.ki.se/csp/pdf/Publications/summary_world_report_children_engl.pdf, accessed 30 May 2012).

Willke H (2007). *Smart governance: governing the global knowledge society.* Frankfurt, Campus Verlag.

Wismar M, Ernst K (2010). Health in all policies in Europe. In: Kickbusch I, Buckett K, eds. *Implementing health in all policies: Adelaide 2010.* Adelaide, Government of South Australia.

Wismar M et al. (2007). *The effectiveness of health impact assessment: scope and limitations of supporting decision-making in Europe.* Copenhagen, WHO Regional Office for Europe on behalf of the European Observatory on Health Systems and Policies (http://www.euro.who.int/__data/assets/pdf_file/0003/98283/E90794.pdf, accessed 30 May 2012).

World Bank (2011). What is our approach to governance? [web site]. Washington, DC, World Bank (http://go.worldbank.org/MKOGR258V0, accessed 30 May 2012).

World Bank Institute/PRMGE (2009). *Gender and development. A trainer's manual. Module 3: Integrating gender into development projects.* Washington, World Bank Institute (http://info.worldbank.org/etools/docs/library/192862/Module3/Module3-index.html, accessed 30 May 2012).

World Economic Forum (2011). *The future of government: lessons learned from around the world.* Cologny, World Economic Forum (http://www3.weforum.org/docs/EU11/WEF_EU11_FutureofGovernment_Report.pdf, accessed 30 May 2012).

World Trade Organization (2001). *DOHA Declaration on the TRIPS Agreement and Public Health.* Geneva, World Trade Organization.

Zürn M (2010). Global governance as multi-level governance. In: Enderlein H, Wälti S, Zürn M, eds. *Handbook on multi-level governance.* Cheltenham, Edward Elgar.

Bambra C, Smith K, Kennedy L (2008). Politics and health. In: Naidoo J, Wills J, eds. *Health studies.* 2nd ed. London, Palgrave Macmillan.

Bauman Z (2007). *Liquid times: living in an age of uncertainty.* Cambridge, Polity Press.

Bevir M, ed. (2011). *The Sage handbook of governance.* London, Sage Publications.

Bogdanor V (2005). *Joined-up government.* Oxford, Oxford University Press.

Brinkerhoff DW, Fort C, Stratton S (2009). *Good governance for health: assessing progress in Rwanda.* Chapel Hill, NC, IntraHealth International (http://www.intrahealth.org/~intrahea/files/media/good-governance-and-healthassessing-progress-in-rwanda/goodgovandhealth.pdf, accessed 30 May 2012).

Dietz T, Ostrom E, Stern PC (2003). The struggle to govern the commons. *Science,* 302:1907–1912.

Edelenbos J, Klijn EH (2007). Trust in complex decision-making networks: a theoretical and empirical exploration. *Administration and Society,* 39:25–50.

Enderlein H, Wälti S, Zürn M, eds. (2010). *Handbook on multi-level governance.* Cheltenham, Edward Elgar.

Fidler DP (2010). *The challenges of global health governance.* New York, Council on Foreign Relations (http://www.pdf-finder.com/The-Challenges-of-Global-Health-Governance.html, accessed 30 May 2012).

Government of Australia (2004). *Connecting government: whole of government responses to Australia's priority challenges.* Canberra, Australian Public Service Commission (http://www.apsc.gov.au/mac/connectinggovernment1.htm, accessed 30 May 2012).

Hall P, Taylor RCR (2009). Health, social relations, and public policy. In: Hall P, Lamont M, eds. *Successful societies: how institutions and culture affect health.* Cambridge, Cambridge University Press.

Henke K-D, Martin K (2009). Health as a driving economic force. In: Kickbusch I, ed. *Policy innovation for health.* New York, Springer:95–124.

Jakubowski E, Lister G (2006). *Ninth Futures Forum on health systems governance and public participation.* Copenhagen, WHO Regional Office for Europe (http://www.euro.who.int/__data/assets/pdf_file/0006/97836/E89766.pdf, accessed 30 May 2012).

Kickbusch I (2009). Policy innovations for health. In: Kickbusch I, ed. *Policy innovation for health.* New York, Springer.

Koenig-Archibugi M, Zürn M, eds. (2006). *New modes of governance in the global system: exploring publicness, delegation and inclusiveness.* Basingstoke, Palgrave Macmillan.

Lehtonen M (2010). Deliberative decision-making on radioactive waste management in Finland, France and the UK: influence of mixed forms of deliberation in the macro discursive context. *Journal of Integrative Environmental Sciences,* 7:175–196.

Mulgan G (2010). Health is not just the absence of illness: health in all policies and "all in health policies". In: Kickbusch I, Buckett K, eds. *Implementing health in all policies: Adelaide 2010.* Adelaide, Government of South Australia.

Newman J (2005). Introduction. In: Newman J, ed. *Remaking governance.* Bristol, Policy Press.

Ostrom E (2010). Nested externalities and polycentric institutions: must we wait for global solutions to climate change before taking actions at other scales? *Economic Theory,* doi:10.1007/s00199-010-0558-6.

Peters BG (2009). Meta-governance and public management. In: Osborne SP, ed. *The new public governance? Emerging perspectives on the theory and practice of public governance.* London, Routledge.

Pollitt C (2003). Joined-up government: a survey. *Political Studies Review,* 2:34–49.

Raustiala K, Victor DG (2004). The regime complex for plant genetic resources. *International Organization,* 58:277–309.

Rouse WB (2008). Health care as a complex adaptive system: implications for design and management. *The Bridge,* 38(1):17–25 (http://www.nae.edu/File.aspx?id=7417, accessed 30 May 2012).

Sihto M, Ollila E, Koivusalo M (2006). Principles and challenges of health in all policies. In: Ståhl T et al., eds. *Health in all policies: prospects and potentials.* Helsinki, Ministry of Social Affairs and Health: 3–20.

Slaughter AM (2004). *A new world order.* Princeton, NJ, Princeton University Press.

Slaughter AM, Hale TN (2010). Transgovernmental networks. In: Enderlein H, Wälti S, Zürn M, eds. *Handbook on multi-level governance.* Cheltenham, Edward Elgar.

下 编 "健康2020"治理举措

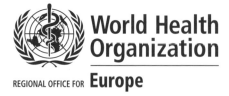

World Health Organization

REGIONAL OFFICE FOR **Europe**

Implementing a Health 2020 vision: governance for health in the 21st century. Making it happen

By:

Ilona Kickbusch, Director, Global Health Programme,
Graduate Institute of International and Development Studies, Geneva, Switzerland

and

Thorsten Behrendt, Researcher, Global Health Programme,
Graduate Institute of International and Development Studies, Geneva, Switzerland

1 健康治理新举措

1.1 世界卫生组织欧洲区域"健康2020"策略政策框架

公共卫生面临众多挑战和纷繁多变的世界形势，我们再沿用过去的办法已经无法解决问题。

——陈冯富珍（Margaret Chan）博士

政治领导人日益认识到，健康是实现世界发展、平等和稳定的关键因素（Støre, 2012）。目前，健康被认为是由不同治理层面中多种因素构成的复杂和动态关系的产物。政府需考虑社会、环境和行为健康决定因素，包括世卫组织欧洲区域众多国家中的经济控制、人口变化、不健康的生活方式和生活条件。仅仅靠一个国家的卫生系统，没有能力，也没有充分的指导手段去全面解决这些涉及多维度的问题（Huynen et al., 2005）。

健康欧洲政策——"健康2020"，倡导合作策略的重要性以解决区域重要的健康问题。该政策强调，如果各国政府和社会通力合作，并且加强政府在健康治理方面的领导力和参与度，则可以在卫生事业方面取得实质性的进展。"健康2020"支持并鼓励卫生部门与主要利益相关者合作，共同推动健康事业。多方合作，特别是与社会团体的合作，可以在区域层面推动健康事业的发展。通过合作伙伴关系、互惠互利的策略来促进发展，这已经成为健康治理的共同主题。

1.2 健康治理

治理是指在日益复杂、互相依存的社会中，政府和其他社会组织与民众互动并进行决策的过程。它在不同的政治制度中都有着不同的方式，如"个人与公共机构、公众与私营机构合作，共同进行治理"（Commission on Global Governance, 1995）。

世界卫生组织欧洲区域办公室发布了《21世纪健康治理》（*Governance for Health in the 21st Century*）报告（Kickbusch & Gleicher, 2012），这一报告分析了最近"治理"这一概念的发展及其在健康治理方面的应用，也研究了政府为了改善卫生效果所采取的治理趋势，以及他们如何将其应用在卫生领域。这项研究证实了目前的一个共识，那就是不能再把人群健康作为单个部门努力的结果，而是需要多方组织一起合作制定政策来解决目前的和新出现的公共卫生问题。

"健康2020"策略筹备阶段所进行的关键研究也同样强调了除卫生部门外，也应让其他部门参与健康治理。欧洲地区在回顾健康的社会因素和健康差距时，强调对于如何回应健康不公平的问题取决于卫生部门以外的直接监管，并要求所有的政策都要与社会价值相一致，如要考虑公平、人权因素（WHO Regional Office for Europe, 2012b）。麦奎因等（McQueen et al., 2012）对各国已实施的机制和创新方法进行了有效的总结。"健康2020"策略就是基于这些方法和治理经验而出台的，如"健康入万策"和跨部门合作。在第八届全球健康促进大会上，《健康入万策：抓住机遇，执行策略》（*Health in All Policies: Seizing Opportunities, Implementing Policies*）报告（Leppo et al., 2013）进一步总结了跨部门执行卫生政策的动态。

1.3　报告重点

当今世界，环境瞬息万变，健康治理要求革新，这给政策制定者带来了巨大的压力。基克布施和格莱谢尔（Kickbusch & Gleicher, 2012）认为，要应对新型的互相依存的环境，特别是全球化和政府与市场权利平衡的影响，国家应进行重大的制度调整。他们的研究重点是改变主要机构的做法，汇集多方的参与者、社会联盟和信息网络，包括社区、政府和企业代表。这两种治理途径被称为"全政府治理"和"全社会治理"。

澳大利亚、加拿大、新西兰和英国等英语国家在采用这种管理方式时都使用了这些术语，并在不同级别的政府中实施了横向和纵向的协调管理。因此，在这些国家都能看到采用这类管理的很多例子。尽管如此，各国的努力成效还是各不相同,不同国家对于这些术语的使用也较模糊。英国称为"联合治理";加拿大称为"横向治理"或"横向管理";新西兰称为"综合治理";美国称为"网络治理",澳大利亚和苏格兰则称为"全政府治理"(Halligan et al., 2012)。图2-1总结了这些方法。

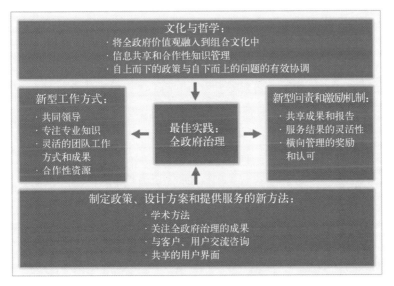

图2-1　全政府治理的实施

资料来源:Grant(2004)。

在2006年芬兰担任欧盟轮值主席国时,欧盟采用了"健康入万策"来描述这一循证策略,旨在希望欧洲各国政府在制定不同层面的相关政策时考虑健康方面的因素(Sihto et al., 2006)。近年来,有人建议欧盟还应在其他优先考虑的问题上也采取"全政府治理"和"全社会治理"方法,如犯罪、违禁毒品和最近的移民政策等:

> 首先,人们要认识到成功处理移民问题的关键在于整个社会的通力合作,对于未来(全面实行的欧洲移民政策),也是在这一基础上制定的。它要求移民输出国和转运移民的国家采取"全政府治理"和"全社会治理"的方法,也建立强有力的伙伴关系(Åkerman Börje, 2009)。

"全政府治理"和"全社会治理"这两个术语被越来越广泛地运用在国际和国家政策文件中，包括"健康2020"策略。联合国已经呼吁各国政府和全世界共同努力去解决非传染性疾病这一难题，也意识到：

> ……成员国和地方、国家、区域还有全球的其他相关利益者的多部门合作，可以在很大程度上预防全球非传染性疾病的流行，控制全球非传染性疾病的流行率、发病率和死亡率（United Nations, 2012）。

2013年6月，在芬兰赫尔辛基举行的第八届全球健康促进大会上，成员国政府、联合国、国际组织和民间团体等各方利益相关者共同讨论了跨部门的公共卫生政策。大会宣言中提到了"健康入万策"：

> 所有部门的政策都对人群健康和健康公平有着深远的影响。在互相依存的世界里，健康受到许多强大因素的影响，特别是人口变化、快速的城市化进程、气候变化和全球化进程……人们的健康不仅仅是卫生部门的责任，而且也涉及其他政治问题，如贸易和外交政策。解决这一问题需要政府具有全政府参与健康治理的政治决心（The 8th Global Conference on Health Promotion, 2013a）。

《"健康2020"治理举措》（*Implementing a Heath 2020 Vision*）是对基克布施和格莱谢尔（Kickbusch & Gleicher, 2012）《21世纪健康治理》的一个补充，这份报告为决策者提供了世界上采取"全政府治理"和"全社会治理"的例子，并就如何管理复杂的政策流程提供了一系列的方法。这些例子反映了"健康2020"策略中的重点研究领域，并且遵循着以下标准：这些例子提供了有益的借鉴，阐明了最佳的实践方法，并且涵盖了很多国家，这些方法都已经实施并且已对其进行了评估。

"健康2020"中提到的治理方法还没有在各个国家广泛地运用，但是各国都在努力寻求更好的治理方法，这在2011年11月在以色列举行的世卫组织健康治理大会和2013年6月在芬兰举行的第八届全球健康促进大会上都有所体现。在大多数情况下，有很多举措是最近才实施的，还未能进行恰当的评估，然而这些行动证明了各国都在采取创新的方法，尝试解决卫生治理的问题。

本报告旨在推动"健康2020"策略目标的实现，也就是"提高健康共治的领导力和参与度"。它是一份动态的文件，会一直补充新的例子和案例分析。

2 为共同的健康目标而合作

2.1 考虑政策制定的复杂性

"健康2020"的框架表明，21世纪成功的卫生政策很大程度上取决于各部门为了实现健康目标而做出的共同努力。一些国家在卫生部门的领导下，通过协商，已经制定了跨政府合作的健康目标（Wismar et al., 2008）。在制定健康政策时，应考虑这些政策能否反映有效的治理原则并体现现代政策制定的特色（Kickbusch & Gleicher, 2012）。这些要素可以作为分析政策草案的标准，然后可以根据这些特征对政策进行比较和衡量（见表2–1）。

表2–1 现代政策制定的八大特点

特　点	特　点　描　述
前瞻性	基于统计趋势和对政策有可能产生的影响而做出的有根据的预测
创新性	质疑既定的方法并鼓励创新的想法
以证据为基础	使用来源可靠的何种证据
包容性	考虑政策对个人需求所产生的直接或间接的影响
联合性	横向整合与纵向整合
适应性	从经验中学习哪些是可行的方法
评价性	可进行系统评价
责任感	具有民主合法性，公开透明，并能对民众的要求作出回应

资料来源：改编自 Government of Northern Ireland（1999）。

奥地利卫生部最近就开展了这样的目标制定工作，涉及30个主要利益相关者，并鼓励民众对其工作进行在线评论（见专栏2–1）。

"全政府治理"和"全社会治理"体现了现代决策的特点，两者的结合形成了协同效应。过程往往是重叠的：如果在民主政治体系中管理得当，那么这两种方法则会相辅相成。政府和社会的联合，体现了欧洲福利国家要求社会多方面参与健康治理，这是国家和社会的共同责任（Kaufmann, 2000）。

专栏2-1　奥地利的总体健康目标

2011年5月，奥地利联邦卫生部代表联邦卫生委员会发起了一项倡议，旨在为国家制定全面的总体健康目标。卫生部邀请了来自社会不同部门的组织参会，并就重要的问题提出建议，民众也有机会通过在线平台参与讨论，在制定过程中共收到了超过4 300条建议。

2012年6月，联邦卫生委员会通过了奥地利10项主要健康目标，并得到了政府的后续认可。这些目标旨在确定奥地利卫生系统管理的范围，并确定了未来20年需要优先关注的领域。奥地利成立了一个专家委员会来制定具体的行动计划，以确保2012年底完成共同制定总体健康目标的任务。

资料来源：Bundesministerium für Gesundheit（Österreich）（2012）。

卫生政策的制定涉及多方面的相关利益者，包括不同政党的议员，因此这一过程是复杂而漫长的。瑞典的卫生政策"平等健康"就历时近10年。许多利益相关者都参与其中，在制定过程中，社会环境也在变化，这就给政策制定者和变革者带来了困难。

所有的政策都会受到社会环境的影响，并被纳入国家、经济、政治、文化和社会结构中。在不同的政治制度中，政策的制定、采纳和实施都有所不同。即使在欧洲的福利国家，市场与国家之间、国家与民间团体之间关系的处理也有显著的差异，"这在不同程度上反映了民众对国家解决问题能力的信任度"（Kaufmann, 2000）。政治学研究表明，与盎格鲁—撒克逊政治文化相比，国家干预的做法在欧洲大陆具有合法性，但涉及民间团体时，比较不能接受过于专制的政治制度。

近几十年的政策研究结果表明，虽然政策针对执行者、社会背景、部门、地点、问题等因素具有特异性（Parag, 2006），但是在政策制定过程中涉及政府或政府外的多方组织时，依然能够识别并考虑关键因素。这对于长期参与政策制定的国家和执行者来说并不陌生，但对于那些刚刚开始尝试进行共同治理的国家来说是有所帮助的。此外，部分被引入的工具，如框架制定、社会网络分析或责任关系分析等，同样可以为经验丰富的决策者提供更具分析性和正规化的方法。

2.2 促进混乱现况的结构化

决策过程通常被描述为一个典型的政策周期（见图2-2）。尽管政策的制定"可以帮助公务员通过政府机构制定政策"（Bridgman & Davis, 2003），但是就像所有参与过政策制定的人所熟知的一样，政策很少会以这种有组织的方式制定出来。不过，如果结合背景分析、价值观、问题的框架，再加上网络和系统的分析，政策周期模式还是一个实用的结构化的起点。进行背景分析是了解政治、经济、社会基础的必要条件，涉及审查整个内部和外部的环境。现在比较流行的方法是SWOT（优势、劣势、机遇、威胁）分析，这个方法可对（内部）优势和劣势以及（外部）环境带来的机遇和威胁进行评估。

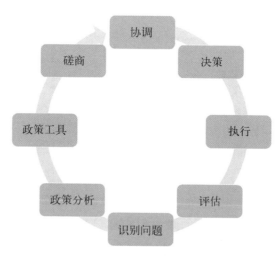

图2-2　政策周期模型

资料来源：Bridgman & Davis（2003）。

制定健康目标的经验表明，把大量的时间投入到如何提出问题并了解应考虑哪些信仰体系是很关键的（见专栏2-2和专栏2-3）。政策的决定过程通常还要考虑意识形态和观念的差异，并且需要争端解决机制，才能达成双赢。一些针对政策周期模式的批评指出，该模型不能反映政策制定的"思想斗争"这一实质（Stone, 2002）。在考虑健康的社会决定因素和诸如平等、参与等问题的优先级时，必须牢记这一点。政治议程上的所有问题都与政治意识形态有关，特别是关乎国家、市场、个人和家庭责任的问题。但除了与政治有关以外，社会问题还和价值观、信仰体系有关，这些价值观和信仰体系都是建立在文化、宗教、社会阶层或性别的基础上的。仅凭证据很难克服某些偏见。

专栏2–2 价值

关键的一点是，虽然决策的制定是一个过程，但它也是人类的努力，因此，它不是建立在客观和中立的标准之上的。在政策制定过程的每一步背后，都是对相同的抽象目的或价值的概念进行的似是而非的争论。请记住，那些参与决策的人也会受到他们的信仰体系和意识形态的驱动，这些价值观和意识形态早已形成，并影响着政策制定过程的每一步（FrameWorks Institute, 2002）。

专栏2–3 构建问题

政策周期模型的第一阶段，就是"问题的认定"，看似简单，实则关键就在于花费大量时间进行"问题的构建"。框架是一种组织原则，有时它可提供或会改变一个人或机构思考手头问题的角度。构建框架会产生不同的解释，且结果也是显而易见的。

花时间构建框架是有回报的，因为问题的构建是否得当会影响政策制定过程中的后续步骤和合作伙伴。例如，应对肥胖问题，从公平的角度、确保儿童健康的角度和未来经济生产力的角度等不同的角度出发都会有所差异。布兰卡等很好地说明了这些问题（Branca et al.,

2007)。

　　框架制定的每一个步骤都是相关联的。在制定时必须要问的一个问题是："哪个框架能够表达公众、政策制定者和其他需要你说服的关键群体的价值观和世界观?"（FrameWorks Institute, 2002)。

协商是"全政府治理"和"全社会治理"的主要特征之一。不能想当然地认为，各部门和组织会提出同样的优先考虑事项、利益和态度。事实上，几乎可以肯定，他们不会这么做。因此，政策制定者必须具有能推动健康议程的谈判技巧。采用"全政府治理"方法，指的是通过"跨部门"协商来实现国家政策的一致性；"全社会治理"则是指与"政府以外的部门"协商，与不同的参与者建立合作关系（Fairman et al., 2012）。这还意味着，要识别合作伙伴的身份，了解他们的价值体系和规划方法，并寻求双赢的合作机会。需要建立一系列正式和非正式的机制，以促使相关利益者找到共同点。

"谈判"会涉及如何说服高层决策者在国家层面处理问题，或将问题交由区域或全球性的机构来解决。谈判的这三种方法在将非传染性疾病的议程提交到联合国时起着至关重要的作用。

政府，通常由一个领导机构代表，在"全社会治理"方法中担任着各种不同的角色。政府为消费者、企业和其他利益相关者确定了边界和规则，监管公共资源，提供相关的公共产品和服务，并与其他司法管辖区、企业和民间社会组织建立合作关系，以提高解决问题的效率，确保方法的有效性和可持续性（见图2-3）。

"健康入万策"和其他为健康谈判技巧而制定的互利协同战略，现在通常被称为"健康外交"，这对于各级政府的健康专业人员来说正变得越

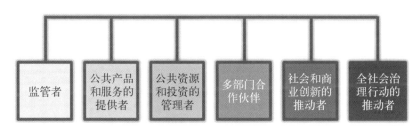

图2-3　公共政策的多种角色

资料来源：Dubé等（2009）。

来越重要。"健康入万策"要求进行重要的谈判，使健康治理和福祉追求不仅仅是卫生部门的优先任务。第八届全球卫生促进大会就重点关注了这一问题（见专栏2-4）。

专栏2-4 《赫尔辛基宣言》对"健康入万策"的解释

"健康入万策"是一种跨部门的公共政策，它系统地考虑到决策对健康的影响，寻求协同效应，并避免对健康的损害，以此来改善人口健康和健康公平问题。这一策略加强了对决策者（在各级决策中制定影响健康的决策）的问责，它还强调公共政策对卫生系统、健康和福祉的决定因素的影响。

为了履行对人们健康和福祉的义务，各国政府应做到：

- 通过采用"健康入万策"的策略，将健康和健康公平提高到政治高度上，并对健康的社会决定因素采取行动；
- 确保有效的结构、过程和资源，使"健康入万策"方法在各级政府和不同政府之间得以实施；
- 通过领导、合作、宣传和调节，加强卫生部与政府其他部门的接洽能力，以改善卫生治理成果；
- 建立可以实施"健康入万策"的制度能力和技能，并为健康和不平等问题的决定因素和有效应对措施提供证据；
- 对健康和公平影响采取透明的审计和问责机制，在政府之间、政府和人民之间建立信任；
- 制定应对利益冲突的措施，包括有效的保障措施，以使政策免遭商业和既得利益的扭曲和影响；
- 在实施和监控"健康入万策"过程中，在社区、社会运动、民间团体中培养居民的健康素养。

资料来源：The 8th Global Conference on Health Promotion（2013b）。

以下谈到的详细分析，着眼于将"健康入万策"政策应用到解决关键的公共卫生问题上，如降低心血管疾病的发病率（Puska & Stähl, 2010）。在南澳大利

亚进行的健康视角分析是促进各部门之间对话和双向工作的另一种方法：其他部门是如何影响健康的，以及健康是如何影响其他部门的（Druet et al., 2010）。

3.1 如何实施"全政府治理"

"全政府治理"是多层次的（从地方到全球）政府行为，政府外团体也逐渐参与进来。这种方法需要建立信任、共同的道德规范、有凝聚力的文化和新的技能。全政府途径强调对政府支持的整体社会目标进行更好的协调和整合（WHO Regional Office for Europe, 2012a）。

"全政府治理"可以理解为一个涵盖性术语，描述了对公共部门功能日益分散这一问题的对策，希望能加强部门的整合、协调和功能（Christensen & Laegreid, 2006）。在卫生领域，这个途径意味着各级政府对健康的承诺，包括政府的最高层。跨部门合作是"全政府治理"的核心，本质上也会有所不同，对政府的问责制和部门间的关系都有影响。

图2-4展示了政府内部整合的连续体，描述了不同部门之间的关系，

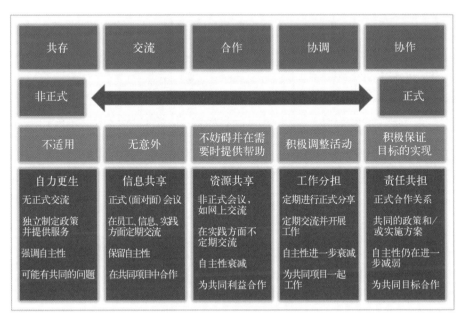

图2-4　政府内部整合的连续体

资料来源：Boston & Gill（2011）。

从共存到协作，从非正式到正式。它展示了部门之间存在着责任关系，也说明了各种关系所体现的一系列特点。例如，通过明确"我们如何整合政策"或者分析现有政策来规划关系性质时，就可以用上这一点。无论是采取全政府治理还是分析已采用的政策，都可以采用这种方法。

不管合作的制度如何设置，问责既可以是单独的，也可以是共享的。任务清晰独立且相互依存性低时，问责可以是单独的；而当任务难以分离且相互依存性高时，问责则更应视为共享的。对于大多数健康问题来说，这样的分类是正确的。如图2-4所示，跨部门参与可采取合作、协调或整合的方式。每一种合作方式都有不同程度的复杂性，对问责和资源共享都有影响。对于大部分要求采取联合行动的问题来说，需要不同部门共同承担责任，中央机构在领导和为联合工作制定可行的问责安排方面发挥着关键作用（见专栏2-5）。这是最难处理的问题之一。

专栏2-5　瑞典关于酒精、麻醉剂、毒品和烟草的政策

总体目标是建立一个没有毒品和兴奋剂的社会，减少酒精给医疗和社会造成的伤害，减少烟草的使用。长期目标是在公共卫生的基础上，采取有利于欧盟和国际社会的方法来限制酒精、麻醉剂、毒品和烟草的使用。

2011年3月，瑞典国会通过了一项连贯的战略，旨在促进中央政府对这个领域予以支持。这一战略概述了目标，并对其在2011年至2015年间的实施、协调和跟进进行了指导。这些措施在政府每年度实施的限制使用酒精、麻醉剂、毒品和烟草的政策行动计划中都有所描述。

除总体目标外，该战略还有7个长期目标，可以分解为战略期间的优先目标。这7个长期目标包括：

（1）必须减少酒精、麻醉剂、毒品和烟草的获得途径。

（2）必须保护儿童免受酒精、麻醉剂、毒品和烟草的伤害。

（3）必须逐步减少初步接触毒品和麻醉剂或已经有酗酒史和吸烟史的儿童和青年人。

（4）必须逐步减少已滥用或依赖酒精、麻醉剂、毒品或烟草的人数。

（5）有滥用或成瘾问题的人必须获得更高质量的护理和支持。

（6）必须减少由于自己或他人使用酒精、麻醉剂、毒品或烟草而造成的伤亡人数。

（7）在公共卫生基础上，采用了一种适用于欧盟的方法，来限制酒精、麻醉剂、毒品或烟草的使用。

瑞典依赖并日益受到世界其他地区的影响。在欧盟内部和国际上，积极寻找限制使用酒精、麻醉剂、毒品或烟草的方法至关重要。瑞典也在努力确保其支持已签署的战略和公约，且这些战略和公约可影响国家政策。

限制使用酒精、麻醉剂、毒品或烟草战略是跨部门实施的，也涉及多个机构的责任。这些部门包括：消费者公署、监狱和缓刑服务机构、海岸警卫队、瑞典国家警署、国家卫生福利委员会、国家公共卫生研究所、国家教育局、国家机构护理委员会、交通管理局、运输代理、海关、国家青年事务委员会和检察机关。

酒精、麻醉剂、毒品和烟草秘书处

酒精、麻醉剂、毒品和烟草秘书处隶属国家健康暨社会事务部，其职能是协调政府各部门推行有关酒精、麻醉剂、毒品和烟草的政策。设立秘书处旨在加强政府内部工作的协调发展，以建立更清晰、更协调和有效的机构管理。秘书处促进了有关酒精、麻醉剂、毒品和烟草的政策宣传和实施，并负责汇编政府针对酒精、麻醉剂、毒品和烟草的年度政策行动计划。

酒精、麻醉剂、毒品和烟草委员会

秘书处还协助酒精、麻醉剂、毒品和烟草委员会的工作，该委员会就酒精、麻醉剂、毒品和烟草问题向政府提供建议，并向其通报与政策设计相关的研究和调查的结果。委员会由1名理事和20名成员组成，他们均代表中央政府机构、研究机构和社会团体，委员会由国家健康暨社会事务部的国务秘书领导。

资料来源：Goverment Offices of Sweden（2012）。

通常，为联合工作和共同负责而开展制度设计的人都会考虑四个关键问题（Boston & Gill，2011）：深度、协调、复杂性和责任。

- 深度：联合工作的强度是多少？要认识到不同程度的合作都是有必要的，这一点至关重要。要建立深层次的关系需要投入大量的时间和资源，也要有特殊的机遇。
- 协调：合作涉及多少组织和要实现的目标？目标不应该超过可以管理的范围。
- 复杂性：预先知道的所需的行动要达到何种程度？所有的合作伙伴是否对复杂性（如与健康的社会决定因素相关的复杂性）有着相同的理解？
- 责任：是否能对每个参与者的表现进行详细的说明并且单独对其进行评价？这会带来很大的困难。

深层次的政府间关系，如瑞士卫生外交政策（见专栏2-6），反映了从独立运作到整个政府的不同部门的整体合作之间的转变：共享信息、资源、共同分担工作并共同承担责任。瑞士卫生外交政策最初无法增加资源或参与联合预算，但五年后的今天，瑞士通过正式和非正式机制来积极实现共同目标，在整个政府部门中协调活动、分担责任。

专栏2-6 瑞士卫生外交政策

公共卫生部门的全球化和国际化对健康、外交和发展政策之间的协调性提出了更高的要求。联邦委员会在2012年3月通过了卫生外交政策，确保瑞士可以成为一个具有一致立场的令人信服的合作伙伴，并尽可能以最佳的方式代表其利益。

该政策是用于制定和执行联邦政府关于卫生外交政策的共同目标的工具，并取代了2006年由联邦外交和内政部签署的关于卫生外交政策目标的协定，那时，这一协定使瑞士在国际工作中处于领先地位。这一政策是在这些联邦部门的领导下，与其他部门合作制定的。来自联邦当局以外的参与者，包括州、研究部门、民间团体、工业和卫生系统也参与其中。

这项政策是建立在一些总体原则和价值观之上的。它设定了与3个主要利益领域（治理、与其他政策领域合作、健康相关问题）相关的20个目标，并制定了实现这些目标的措施。

瑞士卫生外交政策增强了其在卫生领域作为全球行动者的信誉，并强调了瑞士愿为减少贫困和促进可持续性发展而做出不懈努力的合作的承诺。它为瑞士提供了一次实质性地参与全球卫生的国际讨论的机会。

资料来源：改编自 Federal Office of Public Health（2012）。

3.2 如何实施"全社会治理"

肥胖问题和全球食物危机问题已经让我们看到，全社会治理途径不仅是个别机构的事，而且对地方和全球的文化及媒体，农村和城镇社区及所有相关的政策部门都有影响和推动作用，影响范围涉及教育体系、交通部门、环境甚至城市规划等。全社会治理途径是一种合作性治理的形式，它在广泛的参与方中通过规范价值和建立信任来强调协调性……通过让私营部门、民间团体、社区和个人参与进来，全社会治理途径可以增强社区抵御健康、安全和福祉威胁的能力（WHO Regional Office for Europe, 2012a）。

全社会治理途径涉及私营部门、民间团体以及政治决策者，包括在复杂的网络环境中进行新型的沟通和协作，并强调大众媒体和社会活动的作用。各方必须在共同战略中投入资源和技术。全社会治理途径通过私营部门、民间团体、社区和个人的参与，可以增强社区抵御健康、安全和福祉威胁的能力（见专栏2-7）（Kickbusch & Gleicher，2012）。

专栏2-7　全社会治理途径："接纳罗姆人十年运动（2005—2015）"

"接纳罗姆人十年运动（2005—2015）"是一项国际倡议，它汇集了各国政府、政府间和非政府组织以及罗姆人的民间团体，以加快改善罗姆人的福利的进程，并以透明和可量化的方式审查这些进展。它侧重于教育、就业、卫生和住房等优先领域，并责成政府考虑贫穷、歧视和社会性别主流化等其他核心问题。

阿尔巴尼亚、波斯尼亚和黑塞哥维那、保加利亚、克罗地亚、捷克共和国、匈牙利、黑山、罗马尼亚、塞尔维亚、斯洛伐克、西班牙和前南斯拉夫的马其顿共和国等12个国家加入了这项倡议。他们都有大量的罗姆人少数民族，这些人生活贫困，社会地位低下。斯洛文尼亚和美国扮演着观察员的角色。

每个国家都制定了一个国家行动计划，建立了优先领域的目标和指标。国际伙伴组织包括世界银行、开放社会基金会、联合国发展计划署、欧洲委员会、欧洲委员会开发银行、罗姆人和辛提人问题联络处、民主机构和人权办公室、欧洲安全与合作组织、欧洲罗姆人信息办公室、欧洲罗姆人和旅行者论坛、欧洲罗姆人权利中心、联合国人类住区规划署、联合国难民事务高级专员和联合国儿童基金会。世卫组织在2011年也加入其中。

成员国政府必须重新分配资源，才能使他们的计划和多国、国际和双边捐资者的资助手段保持一致。

资料来源：Decade of Roma Inclusion Secretariat Foundation（2012）。

处理利益冲突是全社会治理途径的重要组成部分，从广义上来说，利益是指任何职业、财政或其他利益，这些利益可能会妨碍个人或组织履行其职责。必须建立透明化程序来公开和解决这些利益冲突。如果不这样做，则可能有损主导谈判的政府机构的合法性、完整性、信任度和信誉，并会严重威胁该方法所要达到的健康目标。

一般来说，全社会治理途径不一定要和全政府治理途径同步实施。政府通常是领导者或中间人，但一个强有力的非政府组织或组织联盟，如非传染性疾病联盟、烟草管控或获取艾滋病药物的民间团体联盟，也可以进行领导。

解决健康问题的全社会治理途径的实施步骤如下文所示（Dubé et al., 2009）。

3.2.1 确定几个初始行动领域作为变革的撬动点

这可能包括加强生产链的可追溯性，增加水果和蔬菜的供给与需求，改善加工食品的营养和热量特性，通过提供营养和健康信息以及为广告引入强制和非强制政策来帮助消费者进行食物选择，尤其是面向儿童[1]。专栏2–8展示了一个例子，涉及有助于识别此类变化撬动点的工具。

同时，为意想不到的机会做好准备是至关重要的，因为这些机会能使政策议程落到实处。在许多情况下，由于政治环境的变化，一个针对已有问题的对策建议会突然变得可行，这种变化往往是危机引起的，例如严重急性呼吸系统综合征（SARS）的暴发就使修订后的《国际卫生条例》在2005年时得以通过。这在政治学文献中被称为"机会之窗"（Kingdon, 1984）。对于民间团体的参与者来说，识别并充分利用这些"窗口"尤为重要（见专栏2–9）。

---

① 下编6.2节更详细地介绍了处理与营养有关的非传染性疾病的一系列具体政策工具和手段。

专栏2-8　战术测绘

战术测绘是为民间组织开发的一种工具，是"一种将关系和机构可视化的方法，这些机构围绕着人权问题，从中受益……"（Johnson & Pearson, 2009）。它还可以用于处理非营利性组织工作的一系列问题。

这种方法的重点是人与机构之间的关系，而不是概念或成因。约翰逊和皮尔逊（Johnson & Pearson, 2009）认为：

> 因此，说明这些关系就可以绘制出一幅呈现社会空间的图片。当图片绘制出来后，行动者就可以选择适当的干预目标，并制定策略来影响其关注的问题。因此，测绘图能形成一个流程来规划和监督某一个策略是如何运行的，并能反映这项策略能影响哪些关系以进行有效的干预。由于多个小组可以运用图表绘制各自的目标并制定干预措施，因此战术测绘成了一种协调工具，它可以在小组独立行动时创建更全面的战略。

专栏2-9　机会之窗

金登（Kingdon, 1984）首先提出决策制定过程的三个阶段是同时并且独立进行的。这三个阶段是：

- 识别并定义问题
- 提出政策建议
- 政治变革

格思里等（Guthrie et al., 2005）认为：

> 当这三种情况同时出现的时候，即所谓的"策略窗口"，策略就会发生变化。这些不同的问题、策略和政治有各自的特点……

但是，这三个阶段有时会同时进行。例如，一个紧急的问题迫切需要得到关注，而一个政策建议与这个问题一起，成为其解决的方案。或者，政治潮流中的事件，如政变，需要从不同方面来解决问题。届时，与政治事件相对应的建议，如与新政府哲学相适应的倡议，则会应运而生，并与成熟的政治局面相结合。同样，与此相适应的问题也会更突出，而其他问题则会被忽略。

因此，政策制定过程的核心是一个非理性和非线性的过程。在这一过程中，当政策窗口打开时，政策倡导者必须迅速行动；对于许多人来说，这种缺乏线性的行为是民主社会的一个不稳定因素。

3.2.2 围绕每个撬动点，建立一个由政府、企业部门和民间团体的关键利益相关者组成的战略网络

这对于全政府治理和全社会治理而言至关重要，因为它能帮助政府和非政府行动者衡量在多大程度上制定政策，并根据其背景和特征来定义。所有相关组织必须愿意投入时间、专业知识、核心能力和财政资助，以实现各自网络设定的目标（见图2-5）。

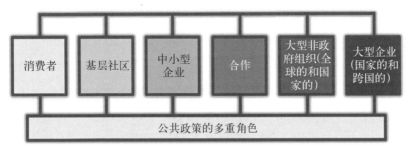

图2-5 参与制定和实施全社会政策的消费者和利益相关者
资料来源：Dubé等（2009）。

一些工具可以使网络分析有效地将关键利益相关者聚集在一起。例如，"分析、记录跟踪网络以增强关系计划"（PARTNER©）这一工具（见专栏2-10）有助于回答诸如"合作关系中是否存在差距、漏洞和低效""哪些协作模式或者框架最有效"等问题。

> **专栏2-10　PARTNER©：一种社交网络分析工具**
>
> 　　罗伯特·伍德·约翰逊基金会设计了一种工具，用于测量和监控人们和各种组织之间的合作。它可以展示成员间是如何联系的，如何利用和交换资源，还可以展示信任度以及结果和协作过程之间的关系。该工具包括用于收集数据的在线调查和用于评估的分析程序。它可以演示协作活动是如何随着时间而变化的，并能够向利益相关者、合作伙伴、评估者和资助者展示社区成员和组织参与的进展情况。
>
> 资料来源：PARTNER© Tool（2009）。

进行网络分析可以系统地检查以下事项：

- 在政策制定过程的每个阶段需要哪些类型的活动和专业知识；
- 哪些政府和非政府的行动者应参与不同的政策制定阶段，他们是如何既影响政策又互相影响的（如通过结成联盟的方式），他们如何影响政策制定过程的不同阶段；
- 每个阶段的结果是如何影响其他阶段和相关参与者的（Parag，2006）。

在这种背景下，可以使用创新和包容的商业模式来进行变革，例如：

- 自下而上的社区集体活动；
- 以社会效益最大化原则取代企业或利润最大化原则的社会企业；
- 通过运用各种战略业务职能以促进健康事业发展来创造社会和商业价值的营利性企业（见专栏2-11）。

诺贝尔和平奖获得者穆罕默德·尤努斯（Muhammad Yunus）首先将常用术语"社会企业"定义为"一家无损失、零利润的公司，旨在为实现

专栏2-11　企业的社会责任

全社会契约包括企业社会责任原则和所谓的"包容性资本主义"。不断变化的消费者意识和消费模式使许多公司开始将企业社会责任视为战略投资（Fortunato, 2011）。企业社会责任倡议已成为食品行业商业活动的核心部分，这种发展趋势被描述为"有望改善农业食品公司的行为，向着使其对其所控制的决策和活动承担责任的方向发展"（Hartmann, 2011）。

然而，仅仅考虑企业社会责任是不够的。当市场失灵并且出现负面的外部效应时，私营企业往往要权衡私人利润和社会福利。公司可以选择满足私人股东的利益，而不是投资于公共利益。在这种情况下，政府可以采取激励措施来改变公司的行为。

经验表明，自我监管难以实现符合公众利益的健康目标，因此监管是必需的。为了使之有效且合法化，监管必须是透明的、可问责的、具有一致性和针对性（Karnani, 2011）。在公共卫生领域实行比例原则具有高度的挑战性，因为它是以价值为基础的，并侧重于对公共卫生伦理的认知，因此便成为高度意识形态辩论的主题。肥胖症的解决措施清楚地反映了这一点。目前，纽约市对于含糖饮料规模的控制就是一个典型的例子（Moskin, 2012）。

特定的社会、道德或环境目标提供产品和/或服务"。一个突出的例子就是格莱珉达能（Grameen Danone）食品有限公司（Grameen Creative Lab, 2013），该公司生产一种富含主要营养素的酸奶，虽然价格比较低廉，但也确保了整个价值链的利益。

3.2.3　将根据撬动点创建的所有网络整合到一个由共享信息、研究和能力建设平台支撑的全社会契约中

例如，需要通过全社会治理途径来解决导致肥胖的社会和环境决定因素。世卫组织倡导这种做法：

要改变饮食习惯和体育活动模式，则需要许多利益相关者，公共组织和私人机构，进行数十年的共同努力。需要在全球、区域、国家和地方各级采取健全和有效的行动，并密切监测和评估其影响（WHO，2004）。

在区域层面的一个例子，就是《欧洲饮食、体育活动和健康行动纲要》（European Commission, 2005），在后面的报告中会有所描述。

4　"健康2020"优先领域之一：关注全生命周期健康投入并赋权民众

> 在整个生命过程中，改善良好的健康状况可以增加健康期望寿命和延长寿命，这两者都能产生重要的经济、社会和个人效益。许多国家正在进行的人口转型要求制定一个有效的生命历程战略，该战略优先考虑促进健康和预防疾病的新方法……健康的儿童能更好地学习，健康的成年人更有生产力，健康的老年人可以继续积极地为社会作出贡献（WHO Regional Office for Europe, 2012a）。

针对幼儿和老年人的社会政策与不同类型的福利国家制度有关。埃斯平-安德森（Esping-Andersen, 2006）将欧洲的福利国家划分为自由主义（如英国）、保守主义（德国）和社会民主（瑞典），这一分类可用于描述国家政策的规模和范围的差异。

仅从社会支出不能完全反映这些差异。还必须考虑资源和机会所依据的条款和条件。埃斯平-安德森（Esping-Andersen, 2006）通过赋予社会权利和国家在社会关系秩序中的积极作用来界定福利国家的规模和范围——"福利国家不仅仅是一种能干预不平等结构的机制，而且还可能对其进行纠正；它本身就是一个分层体系"（Esping-Andersen, 2006）。

在这个背景下，北欧福利国家几十年来一直致力于保障每个公民享有健康、福祉和教育的权利，并解决健康和健康不平等这些社会决定因素。一般来说，社会政策，特别是幼儿发展和老年人政策，体现了一个国家的整体福利、劳动力市场的就业机会和家庭的特征（Petrogiannis & Dragonas，未发布的数据，2013）。生殖健康和孕产妇健康政策也具有高度相关性，从社会角度来看，这些政策有助于妇女在教育和就业市场方面享有更多的平等机会，并有灵活的工作安排和对父母的福利支持。

这也在针对老年人的政策中有所体现。经合组织（OECD）已经确定了不同部门的一系列政策干预措施，这些干预措施可以促进健康、福祉和积极老龄化（OECD, 2009a）。它们不仅包括传统的政策应对措施，如劳动政策，也包括出新技术支持的护理部门的创新解决方案。在健康方面，经合组织强调了"生命历程法"（the life-course approach），其中包括加强对疾病预防的关注，并在生命的各个阶段提倡健康的生活方式，以保持人们的活力，预防或减少慢性病。重点放在让人们能自理，不用寻求护理机构的照顾。

经合组织在总体上强调，与弹性工作、逐步退休和良好的住所有关的政策对健康和福祉有着显著的影响。在"欧洲2020倡议"的框架内，欧盟委员会（European Commission, 2011）引入了欧洲创新伙伴关系的概念，其中第一个概念就是积极和健康的老龄化。

4.1 如何实施生命初期全政府治理

4.1.1 问题

现有证据表明，一个人生命最初的几个月和几年中的经历可以为终身幸福或迎接未来身心健康受到的挑战奠定基础（Jenkins, 2005）。健康问题社会决定因素委员会指出，早期投入是减少卫生不平等的最有潜力的方法之一（WHO, 2011）。在这方面，"欧洲健康社会决定因素审查"（the European review of social determinants of health）和"健康分水岭"（the health divide）（WHO Regional Office for Europe, 2012b）强调，在过去，非综合服务难以有效地满足有幼儿的家庭的复杂需求。

4.1.2 解决方法

许多国家早年制定了政策框架和创新方法，涉及不同级别和部门的政府，并与社会的其他部门合作。例如，瑞典成功地团结了许多不同的力量和行动者，努力为所有公民创造良好的生活条件。公共部门高度分散，适应当地需求。地方政府决定是否提供服务。20个地区都由一个政治议会管理，确保每个人都能获得优质和平等的医疗保健。儿童保健中心的学龄前儿童（其他北欧国家、克罗地亚、荷兰和斯洛文尼亚也有类似的中心）提供免费的健康检查，包括疫苗接种和对家长的教育，2 000名区域护士免费进行家访并举办家长研讨会。总体目标是促进儿童的健康和福祉，支持父母并预防身体或精神上的疾病（Samuelsson et al.，未发布的数据，2013）。

南澳大利亚已经开发了20多家"一站式商店"，为0至8岁儿童建立了儿童早期发展综合中心。这些中心提供"从出生到上学初期的护理和教育、父母/护理者信息和教育、育儿网络，以及与免疫、健康检查、咨询和治疗服务等卫生服务的链接"（Press et al., 2010）。

英国有3 600个"稳健起步"（Sure Start）儿童中心，最初旨在关注弱势家庭和社区，并制定敏感干预措施，以解决人生早期阶段健康不平等的问题。资金主要来自中央政府，并根据当地的贫困水平进行加权（Eisenstadt & Melhuish，未发布的数据，2013）。针对学龄前儿童的服务已在政府机构中得到整合，早期教育和护理政策已成功地结合在一起。"稳健起步"中心"提供家庭支持、改善育儿和家庭学习环境的干预措施、就业和福利建议、健康咨询和社会设施"，父母可以在中心进行日常交流（Eisenstadt & Melhuish，未发布的数据，2013）。

4.1.3 共同治理

由于认识到教育和幼儿保育是不可分割的，各部门和各行业正在密切合作，"在一个普遍环境中尽可能为家庭提供最好的学习、健康和福利，并对可能需要额外支持的家庭采取有针对性的应对措施"（Government of South Australia, 2012）。英国着重强调了让家长参与设计和实施方案的重要性，以确保能充分考虑当地的情况和需要。2011年的一项评估显示，父母对在解决社会排斥和贫困代际传递方面取得的成功感到很满意（National Evaluation of Sure Start Team Institute for the Study of Children, Families and Social Issues, 2011）。

表2-2提供了一个有助于从共存向整合转变的模式，用以支持儿童早期发展。它认为伙伴关系需要时间来发展，整合服务逐步发展，而实现完全整合则需经过几个阶段。在这种情况下，政府内部整合的连续体有可能形成各种关系，从共存到协作（见图2-4），这些关系也可以应用于早期服务整合的社区环境中。

表2–2　整合阶段

项目	共存	协调	合作	整合
教育及儿童保健	幼儿、学前和学校的独立管理机构	每个管理机构的一些共同成员以启动小组为代表	在儿童保健和学前教育中有一些管理机构和共同成员	儿童保健和学前教育有相同的管理机构，并与学校管理机构正式关联 代表主导建立伙伴关系小组和/或区域咨询小组，并将其理事机构的决定与这些小组联系起来
健康要素 家庭和社区要素 其他组织的要素	每个方案的独立理事机构	以启动小组为代表	代表指引的方向、儿童中心提供的服务以及在其机构中关于提供服务的决定	代表领导建立伙伴关系小组和/或区域咨询小组，并将其理事机构的决定与这些小组联系起来
服务规划和监管	基于非正式关系的地方服务和过往实践的链接	启动小组支持儿童中心的规划阶段 各服务部门相互提供各自的战略计划	启动小组能够影响儿童中心内提供的指导和服务	伙伴关系小组和/或区域咨询小组以宗旨声明为基础，负责编制和提供年度成果报告 儿童保健/学前管理机构代表的伙伴关系小组和/或区域咨询小组
政策和实践	单独政策 非正式的个人伙伴关系	共享策略 服务协议、草案和谅解备忘录明确了服务提供者的服务途径和安排	宗旨声明概述了儿童中心所有工作人员的指导原则、承诺和展望 根据需要制定共享政策、方法和运营协议	儿童中心所有的综合政策支持综合实践和无缝服务
家长与社区参与	每个当地服务机构都有独立的机制让家长和社区参与决策	与各机构相关的家长和社区团体分享信息	儿童中心的家庭和社区成员参与进程	成立家长咨询小组 整个儿童中心的综合进程吸纳了社区中的所有家庭，包括优先人口群体

资料来源：改编自 Government of South Australia（2012）。

4.1.4 挑战

国家层面各部门利益不同已成为成功的障碍，并仍是一大挑战。英国和南澳大利亚的幼儿倡议也遇到了类似的初始挑战，包括"不同的文化规范、价值体系和基于不同专业培训的实践方法"（Press et al., 2010）。据报道，还包括工作量增加、工作条件不平等、资金不足和缺乏宏观领导等（Press et al., 2010）。在英国，有时很难预测建立当地方案的复杂性，也很难提供足够的技能组合和运行该项目所需的标准（National Evaluation of Sure Start Team Institute for the Study of Children, Families and Social Issues, 2011）。要从生命历程法中受益需要在一个较长的时期内积累健康福利。这并不是常见的做法：通常有为婴儿提供的服务，但为青少年和年轻人提供的系统性服务越来越少。缺乏战略远见和治理不善使不公平现象持续存在并加剧。

4.1.5 经验教训

- 合理设计、实施和评估循证政策需要有政治意愿、时间和金钱（National Evaluation of Sure Start Team Institute for the Study of Children, Families and Social Issues, 2011）。

- 负责财政、卫生、教育和就业等部门的协作在建立早期综合服务方面发挥了重要作用。一个动态的、适应性强的过程，可以不断增强多学科团队的合作，其目的是显著改善所提供的服务，在地方层面的实施似乎是有效的。不同层次的强有力领导，尤其是在开始阶段，对于发展高水平的协作和团队合作是必要的（Press et al., 2010）。

- 没有一种通用的方法，也没有适用于每一个社区的单一综合服务提供模式。明确的职能和角色，以及致力于促进形成共同价值观和责任感的精神及文化，有助于克服这一缺点。

- 在加强整合的过程中，应促进共同开发用于长期系统评估的创新评估工具；从经验中学习至关重要。

4.2 如何实施老龄人口全社会治理

4.2.1 问题

欧洲人口正在老龄化。欧盟将2012年定为"欧洲积极老龄化和世代团结年"，旨在提高认识，帮助地方和国家决策者、社会伙伴和民间团体了解人口挑战的严重性。欧盟委员会发表了一份白皮书，阐述了欧盟和成员国如何应对养老金制度面临的主要挑战。它提出了一系列的倡议，有助于创造合适的条件，使更多的人可以继续工作。其他举措旨在帮助人们储蓄更多资金，并确保移居其他国家的人能享有保留自己养老金的权利（European Commission, 2012a）。

4.2.2 解决方法

全政府和全社会治理途径，以及积极老龄化方法，旨在让老年人可以保持就业并且经济独立。目标包括老有所养，以及无障碍环境和方便的公共交通。医疗保健系统将越来越多地考虑老年人的特殊需要，并提供相应的服务。与儿童早期发展一样，各国要求提供服务的机构共同努力，增加一站式商店的数量，让老年人在一个商店里就能找到所需物品。

这些方法在地方一级尤为关键。世卫组织（WHO, 2007）将支持和保证城市的积极老龄化视为"在日益老龄化和城市化的世界中保证生活质量和繁荣的最有效方法之一"（见专栏2-12）。世卫组织让其所有区域33个城市的老年人从城市生活的八个方面描述他们所享受的便利和面临的困难，旨在了解一个老龄友好型城市所具有的特征，由此制定了一套如何建设老龄友好型城市的清单（WHO, 2007）。

专栏2-12 芬兰的积极老龄化倡议

芬兰于2012年夏季开始了一项跨部门行动计划，重点是可持续老龄化，由社会事务和卫生部长主持。

行动方案解决的问题如下：态度、无障碍环境、住房、流动和

交通、社会保障、工作和退休相结合、包容、服务、预防行动、家庭成员的支持形式、对非政府组织的支持、技能和知识、培训和融资等（Government of Finland, 2012）。

2012年9月，一个高级别工作组拟订了一项具体且创新的行动方案，以建设一个关爱老人的芬兰。自2006年以来，积极老龄化一直是芬兰政府跨部门就业计划的重要主题之一。芬兰已向其他国家大力推荐了这种方法。

4.2.3 共同治理

一些高收入国家正在寻求综合办法。例如，新加坡设立了一个高级别的老龄问题部长级委员会，该委员会是目前处理老龄问题的跨部门机构。它从生命历程法的角度，建立了一个框架，其中有四个关键战略，旨在提高老年人的参与、健康和安全（见图2-6）。图2-6所示的主要支柱也适用于其他群体，如青少年、儿童和适龄劳动人员。

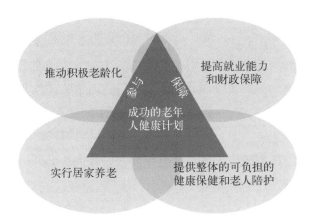

图2-6　老龄问题部长级委员会的主要支柱和战略推动力（新加坡）
资料来源：Ministry of Community Development, Youth and Sports（2007）。

4.2.4 挑战

经济保障必须保持优先地位，包容性在很大程度上取决于积极老龄化的可负担能力和反应能力。应促进社区参与，创造社会空间,激励代际活动。

5

"健康2020" 优先领域之二：
应对欧洲地区的主要健康挑战
——非传染性疾病和传染病

5.1 慢性非传染性疾病

为了成功减轻该区域非传染性疾病的沉重负担，需要综合采取各种方法。由于人们越来越认识到影响个人行为的行动策略作用有限，因此，"健康2020"支持实施全政府治理和全社会治理相结合的措施，这些措施已经在其他区域和全球战略中得到肯定（WHO Regional Office for Europe, 2012a）。

5.1.1 如何运用全社会治理方法应对非传染性疾病

《世卫组织烟草控制框架公约》强调了政治意愿和跨部门合作的重要性，特别是考虑到烟草业和其他社会行动者（如餐馆和酒吧的所有者）的冲突。最近，澳大利亚政府倡导的烟草产品普通包装就说明了这一点，该倡议现已得到澳大利亚最高法院的支持，具有重大的国际影响（BBC, 2012a）。即使有立法框架，特殊利益也不断地构成挑战，因此，必须要有一个强有力的卫生组织机制来解决其他问题，并让社会关注到民间团体的诉求。

5.1.1.1 问题

联合国大会于2011年9月举行了预防和控制非传染性疾病高级别会议，并通过了一项政治宣言。这是继2001年发布《全球艾滋病病毒/艾滋病战略框架》之后，大会历史上第二次在全球范围内解决卫生问题。宣言认为，需要全社会共同努力才能减少非传染性疾病的危险因素，并呼吁联合国秘书长提出在2012年底前"通过有效伙伴关系加强和促进多部门预防和控制非传染性疾病"（United Nations, 2011）的选项。

5.1.1.2 解决方法

该区域正在开展区域和国家层面的合作。他们所取得的成功和面临的挑战可以为欧洲委员会领导的全球非传染性疾病平台建设提供宝贵意见。欧盟饮食、体育活动和健康行动平台成立于2005年，其总体目标是遏制或扭转超重和肥胖率上升的趋势。该平台在欧盟委员会的领导下运作，其作用是指导以合作和行动为导向的方法。布兰卡等详细讨论了这些问题以及平台的开发（Branca, 2007）。

5.1.1.3 共同治理

该平台是一个创新的多利益相关方论坛，来自商业部门和民间团体的代表齐聚一堂，"分享知识和想法，讨论他们在健康营养、体育活动和对抗肥胖方面所做出的具体努力"（European Commission, 2010）。食品工业和消费者权益保护组织等非政府行动者往往持相对立的观点：通过将他们聚集在一起，该平台旨在加强对话。它有9个部门，33个成员（见表2-3），但这些成员是欧洲层面的伞形组织，仅食品和饮品部门的一个伞形组织下就有73个成员组织。

表2-3 欧盟饮食、体育活动和健康行动平台成员

部　　门	以盈利为目标的成员	非盈利成员	合　　计
广告部	3	0	3
农业部	2	0	2
宣传部	1	0	1
消费者权益团体	0	2	2
食品与饮品部	1	0	1
卫生部	0	9	9
科研部	0	3	3
零售和餐饮部	6	0	6
体育和健身部	2	4	6
合　　计	15	18	33

资料来源：European Commission（2010）。

该平台的独特之处在于，它在以下重叠领域采取具体行动（EU Platform on Diet, Physical Activity and Health, 2010）：

- 营销和广告：提出和/或实施限制或行为准则，通常侧重于限制高脂肪、含糖或含盐食品（尤其是对儿童）的广告；
- 重塑：改变食品的营养成分，通常是改变脂肪、糖和盐的含量；
- 标签：修改食品标签；
- 生活方式：教育特定人群改变习惯，以进行健康饮食和体育活动；
- 其他：其余的承诺包括促进对肥胖的预防和管理，加强监测、培训和对制定政策等工作的研究。

迄今，会员已经做出了292项承诺，超过一半的会员关注生活方式。然而，许多活动不是新组织的，而是原有活动的扩大或重组（European Commission, 2010）。

目前已建立了一个监测系统，旨在评估每一项承诺与平台目标、所附资源、目的和最终成果是否一致（European Commission, 2010）。

5.1.1.4　挑战

评估该平台的运行对健康的影响还为时过早，但已经明确了一些主要问题和挑战。虽然监测系统要求各成员对其行动负责，但未能有效确定平台的投入如何减少肥胖。现行制度只显示出"增强成员之间信任的有限能力"（European Commission, 2010）。因此，应鼓励各成员提供明确的目标和基线数据，并在可能的情况下为每个目标制定成果评估措施。通过评估评选出最佳实践实例，以指导未来的事务（European Commission, 2010）。

各部门之间的相互了解有所增加，但不同部门的成员缺乏参与，主要是因为在具体构想、目标和优先事项方面，营利组织和非营利组织之间存在着明显的利益冲突。欧盟委员会的一项调查发现，尽管70%的行业受访者对该平台的总体目标持肯定态度，但80%的民间团体成员表示赞成重新授权（European Commission, 2010）。

5.1.1.5 经验教训

为了"保持非营利部门的参与"，建议欧盟委员会确定一项新的任务，考虑到迄今为止已取得的成就，为今后的工作确定优先事项，并为共同合作确定业务目标。平衡并考虑双方的利益和需要是至关重要的，特别是，应通过更好和更透明的活动交流来奖励商业部门作出的突出贡献（European Commission, 2010）。

5.1.1.6 其他例子

欧盟平台激发了欧盟内几个类似的国家倡议的产生，例如：

- 德国——饮食和运动平台；
- 匈牙利——匈牙利饮食、体育活动和健康平台；
- 意大利——饮食、体育活动和烟草国家平台；
- 荷兰——鹿特丹营养与体育活动公约；
- 波兰——波兰饮食、体育活动和健康委员会；
- 葡萄牙——对抗肥胖平台。

然而，平台对国家的影响有限（European Commission, 2010）。因此，应建立永久性的机构合作，使欧盟公众通过国家和地方层面了解该平台的运作。欧盟平台也对其他国家的工作产生了积极的影响（见专栏2-13）。

在第八届全球健康促进会议的"欧洲日"上，非正式地介绍了营养方面的其他政策干预的例子，包括健康饮食的定价政策、儿童食品的营销以及减盐战略。

一些国家则借鉴平台管理这一方法来制定国家政策。例如，在英国（苏格兰），"食品和饮品领导论坛"成功地汇集了400多个来自公共、商业部门和社会的组织，包括食品店、零售商、国家卫生服务系统、苏格兰食品和饮品部、企业机构、地方当局和社区（Scottish Government, 2009）。因此，在利益平衡过程中，该平台为苏格兰出台首个食品和饮品政策奠定了基础，该政策解决了质量、健康和福祉以及环境的可持续性问题，并认识到了使用和负担能力的必要性（Scottish Government, 2009）。

专栏2-13 健康行动

健康行动（Action Santé, 2012）是瑞士的一个网络平台，私营组织通过该平台作出自愿投入健康事业的承诺。通过大众媒体让人们了解公司在减少产品中的盐、饱和脂肪和糖含量等方面所做的努力，这是让公司参与的激励因素。图2-7列举了目前参与的公司。

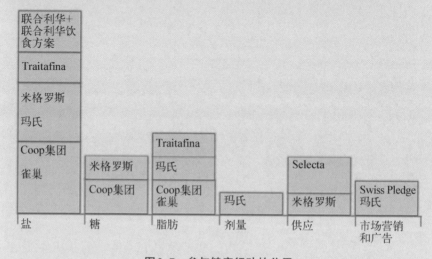

图2-7 参与健康行动的公司
资料来源：Federal Office of Public Health（2013）。

南澳大利亚采用了一种合作治理方法来制定2011—2016年的"健康饮食，动起来"（Eat well, be active）战略，旨在改变人们的习惯，支持人们过上更健康的生活（Government of South Australia, 2010, 2011）。这是此类战略中最全面的战略之一，确定了五个关键的行动领域（类似于下编第2.3节中关于改变撬动点所述的步骤）。围绕每个撬动点建立了关键利益相关者的战略网络，并制定了补充行动（建立在现有良好实践方案的基础上），以提高健康饮食、定期体育活动和保持健康体重的比例（Government of South Australia, 2011）。将采用"健康入万策"战略，并制定有效的沟通机制，以联系公众和所有相关的收购方。这些人将每年召开会议，分享信息并相互支持。政府主导，通过进一步的政策、立法和税收，激励组织、个人和家庭行动起来。持续监测和评估的目的是确保实现最佳的行动组合：需要考虑有效性和效率，并根据其他国家的最新研究结果和类似方法的证据采取行动（Government of South Australia, 2011）。

5.2 传染性疾病

如前所述，全政府治理途径通过横向和纵向联系在整个公共部门进行合作安排。在处理许多传染病时采取的措施如果与处理非传染性疾病的措施一样，那是远远不够的。不断有新的行动者加入全球卫生领域，在卫生问题决策和改变治理机制方面发挥着作用（Low-Beer, 2012）。这一点通过诸如抗击艾滋病、结核病和疟疾全球基金等组织所采用的选民方法，得到了制度化的体现。在这种方法中，"政府"处于中心位置，围绕着以下组织或个人：

- 私营部门；
- 双边合作；
- 多边合作；
- 有健康问题的人；
- 民间团体；
- 私人基金会（Low-Beer, 2012）。

在实践中，全政府治理和全社会治理途径是互相融合的。为了取得更好的成效，许多全政府治理的方法使用了全社会治理中的元素，如公民和社区参与。在预防大流行病的情况下，"全政府"一词可与"全社会"互换（Towards a Safer World, 2011）。然而，本报告建立在上述定义的基础上，由于广泛（非公共）行动者的参与，上述定义将全社会治理方法描述为超越机构的协作治理。全社会治理旨在影响文化、媒体、社区和所有相关的政策领域。

目标必须是共同创造社会价值和经济价值，艾滋病病毒的流行已经清楚地表明，这需要整个社会行动起来，特别是要运用社会规范来解决健康问题。共同治理是必要的，正如全球疫苗免疫联盟的经验所表明的，其已经成功地应用于预防其他传染病。全球疫苗免疫联盟和抗击艾滋病、结核病和疟疾全球基金正在其战略范围内采用综合的选民治理方法。

5.2.1 如何运用全社会治理途径应对艾滋病

5.2.1.1 问题

2001年6月发布的《全球艾滋病病毒/艾滋病战略框架》呼吁社会各部门发挥领导作用，督促城镇和村庄、年轻人和非年轻人、公司和社区组织、国家和大洲等各方面力量，采取行动应对艾滋病病毒/艾滋病（UNAIDS，2001）。经验强调了多层次治理在协调国家和社区层面的正式和非正式多方利益相关者应对措施方面的重要性（Low-Beer & Sempala, 2010）。新的全球卫生行动者的出现使受援国在过去二十年中出现了平行结构，增加了交易成本，通常导致"治理和协调差距"（Low-Beer, 2012）。2000年代的"伙伴关系时期"（Low-Beer, 2012）已改变了全球、地区和国家层面的权力平衡。

5.2.1.2 共同治理

创新的卫生伙伴关系正日益与主要的卫生领域结合，以改善人口健康。正如选民治理模式所示（见上文），国家方案需要在不同的权力来源和社区反应基础上建立"基本治理单位"（Low-Beer & Sempala, 2010）。应对艾滋病病毒的关键挑战是有效地将广泛的行为者和利益相关者包括在内，改变个人和社交网络中的行为和规范。伙伴关系必须通过新的方式——例如，通过董事会结构、国家协调和涉及不同选区合作伙伴的新型实施举措——将行动者聚集起来（Low-Beer, 2012）。在这种情况下，为了实现共同目标，无论捐助者与国家还是地方进行合作，都应该遵循2005年的《关于援助有效性的巴黎宣言》（*Paris Declaration on Aid Effectiveness*, OECD, 2009b）中的五项原则，这是提高援助质量并增强其影响的关键性战略文件，这五项原则是：所有权、一致性、协调、成果管理和相互问责。这些基本原则显然与全政府和全社会治理途径所规定的许多基本原则相同。

在该区域内，抗击艾滋病、结核病和疟疾全球基金在保加利亚、罗马尼亚和塔吉克斯坦建立了国家协调机制——"国家层面的公私伙伴关系是全球基金致力于地方所有权和参与性决策的核心"（Abovskaya, 2007）。这些机构根据国家层面的优先需求制定并向全球基金提交赠款提案，在获批后监督执行的进展，评估政策，让受援国承担责任，指出潜在的瓶颈，并在必要时设计新政策。它们涵盖了来自公共和私营部门的代表，包括政府、多边或双边机构、非政府组织、学术机构、私营企业和患病者（Global Fund to Fight AIDS, Tuberculosis and Malaria, 2011）。

2002年，罗马尼亚建立了国家协调机制。在此之前，国家艾滋病病毒病例监测、控制和预防委员会准备了一份赠款申请，并邀请几个非政府组织提交项目提案。这些后来都被纳入了国家协调机制，到2005年底已有43个成员（Abovskaya, 2007）。在这样的一个大论坛内，几乎不太可能启动富有成效的战略讨论，因此建立了一个执行委员会，由每个选区的成员组成，其任务是通过制定规章制度来吸纳或裁减成员。随后，针对不断变化的情况，采取了其他细则，使国家协调机制成为"自治学习机构"（Abovskaya, 2007），继续制定必要的措施。2007年，国家协调机制由30个成员组织组成，包括政府部委、非政府组织、学术机构、国际开发组织和合作伙伴（联合国艾滋病联合规划署、世卫组织和美国国际开发署）、制药公司和艾滋病病毒携带者的代表组织（Abovskaya, 2007）。

罗马尼亚国家协调机制所包括的部门有：

- 非政府组织（41%）；
- 政府（37%）；
- 发展合作伙伴（13%）；
- 艾滋病患者（3%）；
- 学术部门（3%）；
- 制药行业（3%）（Abovskaya, 2007）。

卫生和家庭部被提名为第一个主要的赠款接受者，参与赠款申请程序的非政府组织是最初的次级受援者（其他非政府组织也可在确定明确要求后提出申请）。美国国际开发署的技术援助项目协助主要受援者和次级受援者制定更有利于合作的工作方式和透明的监督和评价机制，以共同承担责任（Abovskaya, 2007）。国际发展伙伴成功地调解了政府与非政府组织之间的冲突，改善了沟通，并帮助国家协调机制和现行程序实现制度化，包括选择次级受援者。因此，所有成员似乎都一致将国家协调机制作为一种创新和有效的手段，并参与决策（Abovskaya, 2007）。

然而，应当指出的是，抗击艾滋病、结核病和疟疾全球基金所花的大量资金为各国提供了强有力的动力，使它们能够在此背景下接受国家协调机制。其他需要类似合作的领域往往缺乏这种激励。尽管如此，平等参与权仍极大地壮大了罗马尼亚的非政府组织，该国民间社会组织此前发挥的作用较小。通过将各种利益相关者聚集在一起，国家协调机制有效地运用了"经验分享"的理念：治理可以占主导，但只靠政府来主导不能应对艾滋病病毒带来的挑战。

5.2.1.3 挑战

在罗马尼亚实施机制的初期，并没有很好地规划政策和实施步骤，在如何处理具体问题上没有明确的规定。然而，总体原则已经实施，在适应期之后便可以解决问题。2006年，国家协调机制成员选出了一个新的主要受援者，结果，政府认为自己"被否决"了，认为非政府组织"罗马尼亚天使呼吁"（Romanian Angel Appeal）"获胜"，是因为在国家协调机制内，大多数非政府组织和国际发展伙伴存在偏见（Abovskaya, 2007）。需要付出更多努力来建立信任，形成共同价值观，使所有成员都清楚地认识到，只有通过共同努力才能实现共同目标。

最后，必须始终确保国家协调机制和主要受援国之间的适当协调和监测（Abovskaya, 2007）。

6 "健康2020"优先领域之三：加强以人为中心的卫生体系，提升公共卫生服务能力，加强对突发事件的准备、监控和应急处理能力

6.1 加强以人为中心的卫生体系

随着人口学特征和疾病谱的变迁，世界各国政府需要重新定位各自的卫生服务体系，强调预防措施，整合卫生服务供给，支持自我照顾和合作服务，并尽可能在居民区附近提供既安全又符合成本效益的卫生医疗服务等（WHO Regional Office for Europe, 2012a）。

6.1.1 怎么做：通过公民参与进行治理

相较数十年前，人们现在拥有更为广泛的生活自主权和对生活方式的更多选择。对于政府如何与公众相互作用的认知也在不断改变，比如，本区域内的人民希望参与本地、省级和国家级政策制定的各个阶段。在这样的背景下，"人民重视能在影响其生活的决策制定中发声的权利"（Sheedy, 2008）。在数个欧盟国家中，关于引入直接民主的讨论越来越激烈。在欧洲，这些持续不断的与民主合法性相关的争论反映出人民参与意识的发展与进步。近年来，一些区域和国家政策，比如欧盟公民倡议，强调"分享权力、信息及政府和公民间的相互尊重"（Sheedy, 2008）。

政府意识到处理现今的社会问题需要更多的民众直接参与，基克布施和格莱谢尔（Kickbusch & Gleicher, 2012）描述了一系列的案例。卫生服务供给领域正在研究通过提供更多样的服务提高服务可及性，以及通过民意调查改善服务供给方式等措施来扩大服务使用者的选择。社交媒体或智能手

机等新的沟通渠道加速了这些"选择和发声"机制的引入，从而显著加强了政府服务的应变能力和问责性（Public Administration Select Committee, 2005）。

卫生领域中的公民参与是指提供让公众可向卫生机构问责的机会，赋予公众权利让他们更好地照顾自己（Kickbusch & Gleicher, 2012）。只有公民积极参与才能有效维护健康和预防疾病，因此卫生部门必须联系个体让其融入患者、消费者和公民的角色（Kickbusch & Gleicher, 2012），并坚持突出公平思维。

参与是指人民参与自身的健康照顾和治疗，并参与卫生政策和服务的规划、执行及评估（Health Consumers Queensland, 2012）。合作是福利社会的一个核心特征；政府必须敦促建立以社区为基础的鼓励合作服务的机构，吉登斯（Giddens, 2003）曾将合作服务定义为"保障型国家的一个核心要素……为产生社会性满意结果存在于国家与公民之间的一种合作过程"。或许可以举例说明，比如父母防止孩子食用垃圾食品，这不仅是照顾孩子的健康，而且也是为社区合作产出更好的结果（Alford, 2009）。

6.1.1.1 赋能民众：荷兰社会支持行动

2007年1月，荷兰"社会支持行动"成功获得政府立法。它将提供支持和卫生保健的重点由国家层面转移至地方政府层面（Schoonheim, 2009）。根据此项行动，当地政府必须响应民众需求，增强残障人士能力，使其能从事家务劳动，在屋子内外活动，参与本地旅行和正常的社交活动（De Klerk et al., 2010）。

该行动提倡以需求为导向的方法。地方政府已经成立了多个包容性强的社会支持行动委员会，以此代表残障人士和老年人的利益。这些委员会吸纳残障人士作为成员，并决定提供哪些服务（De Klerk et al., 2010）。此项行动鼓励非正式的照顾，比如，提供个人预算，资助残障人士购买他们认为最符合需求的服务。这意味着残障人士可雇佣他们中意的包括家庭成员在内的服务人选（Schoonheim, 2009）。

优先调查居民满意度，在地方政府与社区民众之间进行水平问责（而非垂直问责）。荷兰社会科学研究院最新的居民满意度调查显示，每1 000位居民中有28人使用了"社会支持行动"提供的服务，其所提供的服务数量和种类也发生了重大变化（De Klerk et al., 2010）。个人预算系统在家政服务方面支出增长较大，但仍有一些受惠者抱怨申请过程复杂（Schoonheim, 2009）。许多地方政府可自由制定适应性的整合政策，涉及多个政策范畴。一般而言，城市的政府更强调以需求为导向的治理方法，城市的居民也具备更高的社会技能和生活技能，但同时也不可忽视对其他目标群体利益的保障，比如，患有学习能力障碍或慢性精神疾病的人群，其利益需在社会支持行动委员会中体现。

6.1.1.2 赋能患者：英国"专家患者计划"

慢性病患者往往是自身病情的专家，所以信息分享和共同决策可对此类患者产生更好的健康预后。在医疗卫生服务领域中，合作服务旨在提供个性化治疗方案，并支持患者进行自我管理（Realpe & Wallace, 2010）。图2–8描绘了服务使用者和服务供给者之间合作型的关系。

英国已经明确表示，不断增加的慢性病患者不应该仅仅是医疗卫生服务的被动接受者。"专家患者计划"（Expert patients programme）通过教育增强患者的能力，使其相关知识达到能管理自身疾病的水平，从而让有长期疾患的人群能更大程度地控制自己的生活（Department of Health, 2001）。"专家患者计划"的理论假设是：患者和卫生专业人士各自具备有价值的知识体系和技能专长，因此应该合作制定最佳治疗方案。该计划的核心是一个针对患者的持续6周的免费课程，旨在帮助慢性病患者每天更好地管理病情并教育他们如何最大化地利用与医生的每次见面（Holmes, 2011）。

此计划的目的是让慢性病患者能自信地承担起自我健康照顾的责任，并鼓励他们与卫生和社会照顾专业人士共同合作照顾自己。对该计划的一些评估显示，参与者对生活质量的满意度显著提升（Holmes, 2011）。一个重要的原因是此计划成功构建了一个社会服务网络，对人们的健康和福利带来积极影响（见专栏2–14）。同样重要的是，尽管该计划是免费的，但有分析显示，其与其他治疗方法相比同样符合成本效益原则（Holmes, 2011）。

6.1.2 怎么做：确立卫生的地方民主合法性

6.1.2.1 英国卫生和福利委员会

在世界许多国家，政府服务一般由政府各部门执行和提供，各部门制定本部门的规划并有自己的办事渠道，部门间联系较少（Coe, 2008）。各国正在着手解决政府各部门间联系少、各自为政的现象，英国成立的联合卫生和社会福利委员会就是最近解决此问题的一个范例。

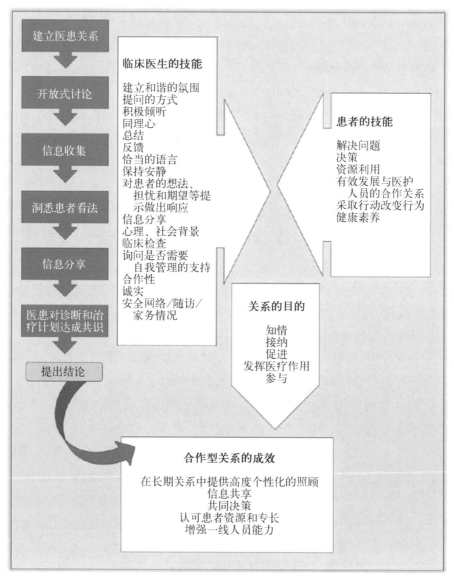

图2-8　慢性病患者接诊中的健康合作服务

资料来源：Realpe & Wallace（2010）。

专栏2-14 "和我一样的患者"——为了更好的健康结果分享健康数据

"和我一样的患者"（PatientsLikeMe, 2005—2013）是一个社交网站，患者可通过该网站在线分享健康数据。这对慢性病患者尤其有益，因为他们可在全世界范围内分享经验，获取关于新疗法和新药物的信息。罕见病患者常常能找到在人口学特征和临床表现上与其相匹配的类似患者（Wicks et al., 2010）。这种个人调查平台不仅改善了患者的知情权，从而使患者更好地做出治疗决策，而且为患者提供了获得他人支持的机会。

有研究显示，相当多的个人从参与社区服务中获益（Wicks et al., 2010）。一些群体在"和我一样的患者"里联合起来为临床研究提供样本量足够大的数据，医药公司现已根据"和我一样的患者"的信息进行相关的临床研究（Kickbusch & Gleicher, 2012）。

开放的理念提供了以公开透明为基础的价值体系，促进双边互利倡议的产生。但是，一旦个人信息在不知情的情况下曝光，透明公开便显得格外重要：患者任何时候都必须对个人信息的变动知情，比如：信息泄露给了谁？原因是什么？只有在保证相互信任的前提下，社会和研究者间的知识合作服务才能引出双赢的局面（Kickbusch & Gleicher, 2012）。

"2012卫生与社会保健法案"于2012年3月得到英国政府采纳，是英国国家卫生体系有史以来最宏大的重构性改革之一。尽管这个法案引发了争议，但成立卫生和社会福利委员会却获得民众的一致欢迎。该委员会成立的愿景是创造联合的、协调的共同规划的服务。卫生和社会福利委员会是改革后的国家卫生体系中唯一的"融合不同机构和利益以提升本地合作与整合"的部门（Humphries et al., 2012）。

卫生和社会福利委员会旨在通过以下方式加强本地政府对当地卫生服务的规划和监管，改善问责和民主合法性。

- 通过联合策略需求评估流程评估当地人群的健康需求；

- 基于收集的数据制定当地卫生和福利策略；
- 使用完整的工作流程发展卫生服务、社会保健、公共卫生和委员会认可的其他服务；
- 促进更大的整合和合作，包括联合委托、整合供给及在适当的领域实行预算众筹。

如此做的目的是广泛动员利益相关者、当地民众和社区，让全科医生更好地参与政策规划，同时增加对预防性措施的关注。可从有效整合卫生、社会保健和其他本地服务开始，比如休闲或家政服务，这些都直接或间接影响当地社区的卫生和福利。

尽管委员会成员数量已被证明以8 ~ 12人为宜，但大多数委员会成员数量仍超过以上数目。根据汉弗莱斯等（Humphries et al., 2012）的调查，委员会预计需要代表以下利益相关群体：相关的公众和患者群体、医院信托基金和二级供应商、公共卫生群体、志愿者或第三方服务团体、市议员、社会护理员、临床医生委托团体和地区议员。

组建委员会需要有稳固的工作关系，对一体化的承诺，对优先问题的共识，对初级卫生保健的信任和认同，以及对联合策略的需求评估。以上这些准备还处于初级阶段，想要获取任何结论还为时尚早。

6.2 提升公共卫生服务能力

为追求更好的健康成效需大力提升公共卫生服务能力（WHO Regional Office for Europe, 2012a）。在本书中，"能力"一词应理解为一个系统解决新问题和应对陌生情势的能力。促进健康和预防疾病的政策干预是一种在卫生系统和社会内降低费用及构建能力的整体方法（Van den Broucke, 2009）。

6.2.1 怎么做：融合法规和劝导进行治理

现代治理正在变得更不固定、更具适应性、多级化且涉及多个利益相关者。等级化的治理方式正在越来越多地被"软权力"和"软法律"所完善。成功应对现代健康问题，比如慢性病，需要有效整合多个政策工具。传统政策工具的效能或许是不足的，比如立法、制裁、法规、补贴或税收等，必须补充额外工具，动员民众进行行为改变，以增加干预效能。比如，如果没有大众传媒进行公众教育尤其是对父母的教育及促进健康饮食的宣传，仅仅禁止面向儿童的垃圾食品广告或许难以达到预期效果。

"助推政策"（nudge policies）起源于行为经济学，旨在帮助人们更容易做出健康决策，"助推"是指"在不禁止任何选择或显著改变其经济动机的情况下，以可预测的方式改变人们的行为选择结构的任何方面"（Thaler & Sunstein, 2008）。学校食堂是一个典型的案例。以健康饮食为方向改变供应食物的安排可显著影响孩子们的食品选择（Thaler & Sunstein, 2008）。这表明小细节可显著影响人们的行为。

"助推"基于的设想是：理性经济人的传统经济观点有所欠缺。这种欠缺在饮食或者吸烟饮酒等风险相关行为中尤其突出（Thaler & Sunstein, 2008）。人们总是有"强烈的倾向接受现状或选择预置选项"（Thaler & Sunstein, 2008）。有趣的是，惰性可被有效利用：决策制定通常费心费力，而选择预设选项则毫不费劲（Johnson & Goldstein, 2003）。政策制定的前提是"改变选择体系可让人们生活得更好"（Thaler & Sunstein, 2008）。政府可通过设置规则和选择预置选项影响健康选择及结果。政府是选择体系的建筑师。下面的案例选自不同的国家和国情，展示了一些结合了劝导和法规的措施。

6.2.1.1　通过助推性政策实现劝导：器官捐献和奥地利的预置选择

助推政策在预置选择和器官捐献的场景中显现出强大威力。特定的预置规则看起来能增加供体数量，解决供体不足的问题，进而拯救生命（Thaler & Sunstein, 2008）。例如，在德国及许多其他国家，器官捐献多年来采用一个明确同意规则（选择加入），这意味着人们必须通过一些具体的步骤来表明自己愿意成为捐献者。尽管大多数人同意捐献器官，但他们往往没能成功通过必要的步骤。因此，潜在器官捐献率很低（12%）。相比之下，奥地利采用了一种预设值为同意的预置规则，同时保留选择的自由，它不同于以上提到的明确同意规则，因为它改变了预置规则。在这样的预置政策下，所有公民被假设为同意捐献器官的捐献者，并仍有机会拒绝捐献

（选择退出）。因此几乎所有的公民（99.98%）都成为潜在的捐献者。而丹麦采用的是"明确同意（选择加入）"选项，其潜在捐献者比率仅为4.25%（Johnson & Goldstein, 2003）。

还有很多例子说明了助推政策如何帮助人们吃得更健康和更多地参与体育锻炼，包括超市中水果和蔬菜的放置安排，公共建筑中更加醒目的楼梯，引入自行车租赁项目让在城市中骑自行车更方便快捷等（Kickbusch & Gleicher, 2012）。免费且易于获取的健身房在英国已经流行开来（BBC, 2012b）。但是，孤立的助推政策显然不足以解决当今的社会问题。

6.2.1.2　限盐战略：实行共同治理的方法

流行病学研究显示，过高的食盐摄入量显著增加高血压和心血管疾病的患病风险（WHO, 2007）。研究显示，减少人群摄盐量的战略在对健康的积极影响和降低费用方面非常有效（Millett et al., 2012）。

以下是在2006年巴黎召开的世界卫生组织论坛和技术会议上发布的国家限盐战略的规划和执行步骤（Penney, 2009; WHO, 2010）（见图2-9）。

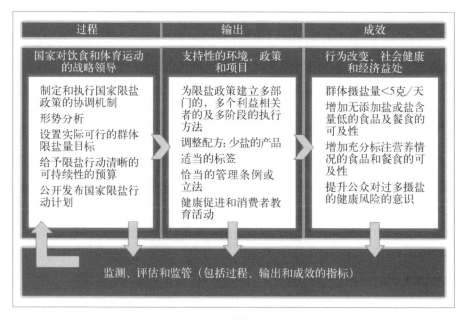

图2-9　限盐政策的制定和执行

资料来源：世界卫生组织（2007）。

- **领导力**：国家卫生部门强大的政治领导力，足够的资源和清晰明确的政令是人群限盐战略获得成功的关键。在战略执行的早期阶段需要成立一个协调小组。

- **数据收集和测量**：唯有收集足够多的经科学辨识的数据，并熟知人群摄盐量、饮食模式和加工食品中的食盐含量等才可能制定出基于证据的政策。

- **国家目标设定**：世界卫生组织推荐每人每天摄入食盐量低于5克。基于所收集的数据，各国可选择从更高的摄入量目标入手。

- **利益相关者确认和动员**：协调小组必须确定所有需要与之合作的利益相关者（比如食品行业、非政府组织、大众传媒、学术界和各政府部门等）及实现有效合作的方法。

- **提高消费者意识，为食物贴上标签**：针对高食盐消耗量的副作用开展媒体宣传活动以提高消费者意识，并为食物贴上清晰易懂的标签，标注相关食盐含量以告知消费者。

- **产品重制和管理**：需与食品行业商谈协议。逐步引入减少食品中食盐含量的管理条例。

- **监测和评估**：国家监管体系需评测所有相关工作的成效，包括评估维持一个有效的可持续战略所需要的资源。

2008年，欧盟采纳了一个降低食盐量的框架以求达到世界卫生组织的相关推荐（European Commission, 2012b）。这个框架通过发起倡议来支持各项国家计划，比如，动员欧盟级别的利益相关者推广最佳实践。结果显示，国家倡议的数量有所增加：如今，欧盟内所有29个国家以及挪威和瑞士均已采用各种规模和范围不尽相同的限盐战略。

芬兰自1982年开始人群限盐，拥有全欧洲最综合的限盐战略。过去的20年，它成功地将平均食盐消耗量从每人每天14克降至低于10克，采用偏向监管的方法，有效融合了立法、消费者教育、饮食推荐及新产品研发等（WHO，2010）（见专栏2-15）。强制性为食品贴标签和与食品行业进行合作是该战略获得成功的关键要素，并采取多种方法提升公共意识，比如通过教育体系促进公众的知情，显著加强了人群对食盐的健康意识

专栏2-15　芬兰的长期战略

1978年，芬兰国家营养协会推荐采取行动控制食盐摄取量。在一个抽样人群中定期开展24小时尿液检测和饮食调查。目标设置为每天5克的食盐消耗量。尽管该策略始于一个地区，但很快便普及全国，并涉及国家和当地卫生管理部门，学校及非政府机构。后者通过开展广泛的消费者教育项目和大众传媒宣传活动以提升公众意识，比如，通过教育体系促进公众知情。

强制性给食物贴标签，对所有超过食盐含量限定值的食物种类（比如面包、肉类和鱼类、黄油、汤和即食食品等）采用高盐警告标签。由此，许多高盐食品从超市货架上消失，而新的低盐替代品出现了。一种用以替代钠离子的新的矿物盐产品已研发上市，并在芬兰国内获得广泛认可。

食品行业从早期就被动员参加限盐战略，但是立法（尤其是食品标签管理条例）和大众传媒的关注比行业内的自愿协议带来了更多的有效改变。

（European Commission, 2012b）。

英国和瑞士所采用的战略强调与食品行业的合作。协商谈判和自愿给食品贴标签在英国是相对成功的，超市中约40%的加工食品使用交通灯标签（Penney, 2009）。这个监测系统是根据大量的消费者测试而研发的，顾客只需一眼就能辨认出某种食物的盐、糖、脂肪及饱和脂肪酸的含量是否超标。

根据相关经验，限盐战略应是基于证据的、前瞻的，并持续受到监测以确保适应不断变化的环境。芬兰的限盐战略符合成本效益原则，成功降低了人群摄盐量，这部分归因于有效的政府管控。其他国家还在寻求有效的措施来降低人群摄盐量，其中存在的障碍包括：缺乏科研和监控能力，媒体宣传活动资源不足，食品行业的抵制，大量食品从国外进口以及媒体宣传活动缺乏与国内某些特定文化传统的融合等。世界卫生组织和其他地区网络可为国家监管系统的研究和发展提供相关协助和资源。非政府组织和消费者团体可利用媒体批评表现差的食品企业，表扬表现好的企业，或者称之为"企业红黑榜"，以此激励食品行业。媒体宣传活动应采用多种不同类型的媒体，尽可能辐射到尽可能多的人群（WHO，2010）。

值得注意的是，为改善食品营养质量而进行配方调整，工程浩大，需要多方努力才能完成，限盐仅是其中一个方面。

6.2.1.3　征收不健康食品税以改善健康：丹麦的脂肪税

相关研究和食品需求模型均提示（至少是假设），税收有相当大的可能会影响人们对食物的选择，改变饮食习惯，并促进健康（McColl，2009）。脂肪税被假设能够实现两个目的：降低不健康食品的消耗量，增加财政资金以支持改善膳食和预防肥胖的项目（Allais et al.，2010）。

据说对烟草和酒类征收庇古税（对产生负性溢出效应的市场活动征缴的税收）已获得成功。也有人争辩说，那些生活方式不健康的人应该多缴纳税收，用于内化因不健康生活而产生的负性溢出效应，并支付由此产生的社会成本（比如在公共医疗卫生体系中接受治疗）。为控制吸烟而对烟草征税，比为控制肥胖而向（饱和）脂肪征税更容易。吸烟直接引发好几种疾病，但脂肪在绝大多数食品中均存在，并不一定导致或直接导致疾病的发生。因此，针对含脂肪食物征税，减少其消耗量从而获取更好的健康结果是相对困难的。

总的来说，政府对脂肪征税有两个选择：可向某些食物组征税，比如垃圾食品，或者向所有脂肪含量超过事先规定的阈值的食品征税（见专栏2–16）（Clark & Dittrich，2010）。

丹麦对饱和脂肪含量超过规定阈值的食品加征税费的尝试体现出两个优势：一是消费者不容易找到类似脂肪的替代物；二是避免因为税费上升主观地甚至是胡乱地挑选某类食品。

许多消费者选择到邻近国家购物以躲开此税。一项研究发现，约48%的丹麦人会跨过边境到瑞典或德国去买东西。税务部的一项报告称，此类跨境购物的消费额高达105亿丹麦克朗，较上年同期上涨10%（The Economist，2012）。

专栏2–16　丹麦的脂肪税

2011年，丹麦引入脂肪税以应对国内约80%的成人和儿童饱和脂肪的摄入量远超饮食推荐量的现状（Smed, 2012）。在此需要说明，肥胖并不仅仅由脂肪摄入量过多造成。脂肪税是丹麦庞大的税务系统改革的一环，该改革降低所得税，增加或设立"罪罚"税，针对烟草、酒类、糖果、软性饮料和饱和脂肪加征税费。

脂肪税是根据肉类、奶制品、食用油和其他脂肪制品中饱和脂肪的含量是否超过2.3%来决定是否征收。所有种类的饮用牛奶可免征此税（Smed, 2012）。所有商业生产或从国外进口以上食品以供食用的公司均需缴纳此税。出口的食品并不加征此税（Smed, 2012）。

尽管有证据显示脂肪税对降低饱和脂肪的消耗量有一定作用，但它还是在2013年1月被正式废除。废除此税主要是因为对跨境交易的骤升和竞争的加剧感到担忧。

丹麦的税收方法在很多欧洲国家引发了争论，包括芬兰、罗马尼亚和英国等。匈牙利（对糖、食盐和脂肪含量过高的食品加征税费）和法国（对软性饮料加征税费）正在考虑对不健康的食品加征税费（Villanueva, 2011）。

从一开始，人们就预测丹麦的脂肪税将带来高额的管理成本和检测费用，因为需要定期检测食品饱和脂肪的含量。另一个可预测的问题是对食品的刚性需求。这对于具有高税收收入的政府而言有潜在益处，但只有当税收高于食品原始价格20%或以上时才能显著改变消费者的需求（Hawkes & Mytton, 2012）。另一个关于饱和脂肪税收的共性问题是此类税收通常会使低收入家庭比高收入家庭缴纳更多税费（McColl, 2009）。

因此，单独使用加征税收的成效是不足的，应该与减税或税务补贴联合使用，以水果和蔬菜为例，可利用综合税收策略降低健康食品的价格（McColl, 2009）。在丹麦脂肪税的案例中，加征税收显著影响了小型食品生产商和贩卖商的竞争力，故而引发了他们的强烈反对（The Economist,

2012）。这个案例指出，此类税收干预面临着一些政治和技术方面的挑战，可能需要更多的研究，探索如何设计出具有最高效率和效能的税务补贴或征税计划。

正如图2-10所描绘的，政府可借助形形色色的工具以达到政策干预的目标，比如形成健康膳食和可持续发展的食品体系。

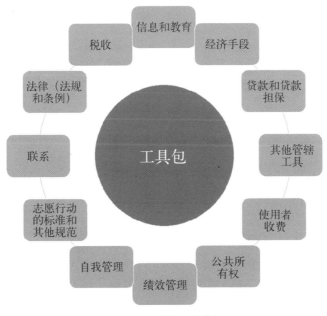

图2-10 政策工具选择

资料来源：Dube等（2009）。

针对慢性非传染性疾病和食品行业，劝导和自愿自律的概念存在自身的局限。当与食品行业产生利益冲突时，一个最初命名为"智慧管理"的方法就能派上用场。这个方法需使用一个执行金字塔，劝导的措施在金字塔的底层，管理性更强的措施在顶层。遵循这个逻辑的政策制定者只要有针对性地做出回应并在必要时逐步实施强制策略，就可以通过说服别人或是让别人自愿的方式来完成工作（Gunningham, 2010）。只要工作范围中还有一些"难啃的骨头"，都可以应用"最小充分性"的原则（Ayres & Braithwaite, 1992）。根据以往的经验，单纯的行政管理威胁已经足以改变公司的行为。

6.3　加强对突发事件的准备、监控和应急处理能力

发展适应性政策，建立弹性架构和预测机制是有效预见和处理突发公共卫生事件的关键。重要的是，政策应反映出因果关系的复杂性，并快速创新地处理如传染性疾病的暴发等无法预测的紧急事件（WHO Regional Office for Europe, 2012a）。

6.3.1　怎么做：面向备灾的全社会治理

6.3.1.1　问题

在过去的20年里，全球生物性灾难已经多次发生，比如严重急性呼吸综合征（SARS）、疯牛病和H5N1禽流感等。最近一次大规模流感暴发是在2009年，当时世界卫生组织宣布猪源性H1N1的新型病毒株正在全世界流行。数次疾病大暴发为研制更有效的区域性和国家性备灾策略提供了机会。不应把重点放在应对具体的疾病的暴发上，而应把大流行病纳入应对灾难的"全危害"应急处理中，以有效增加个人和社区的抗灾能力。

6.3.1.2　共同治理

鉴于未来严重疾病大流行的风险仍然存在，联合国采用了全社会治理途径来备灾，着重强调政府、商业和公民社会的作用。备灾需要整合性的规划，并"管理跨部门的及国际、国内和当地之间的复杂关系"（Towards a Safer World, 2011）。利益相关者之间不充分和不协调的准备，比如政府、私人企业、大众媒体、非政府机构和军队，将直接影响卫生部门有效应对疾病大流行的能力。因此需要明确利益相关者，并把他们聚在一起沟通协商，对他们所担任的角色达成共识。全社会治理途径可以从所有相关部门间进行跨部门合作开始，比如，可先建立一个联合任务小组作为纳入更多社会元素的平台。在政府内确立一个主导机构，由其下达命令，与其他部门和公众进行协调与沟通。这个主导机构负责确保将私人机构、非政府机构和其他相关的社区机构等纳入，共同规划应对灾难的准备（Towards a Safer World, 2011）。

图2-11描绘了应对灾难的全社会治理途径，在该途径中：

- 各级政府均需为应对灾难做准备；
- 关注关键的相互依存性；
- 采取情景式应对；
- 尊重伦理规范（Kickbusch & Gleicher, 2012）。

图2-11中的9个圆圈代表了在灾难情景中所需的基本的核心服务：卫生、国防、法律秩序、财政、交通、通信、能源、食品和水力。

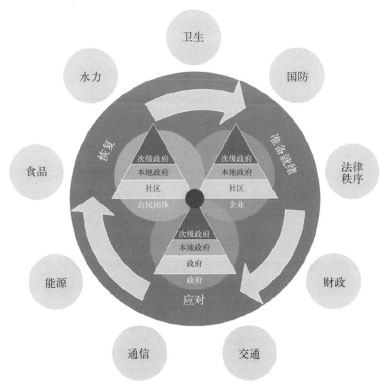

图2-11 应对灾难的全社会治理途径

资料来源：Towards a Safer World（2011）。

东南亚国家联盟已经开始实行全社会治理，并显著提升了各成员国对疾病大流行进行规划和应急处理的程度。因此，东盟成员国均承认涉及多部门的整体性方法的价值，并为灾难应急处理建立了一个两层的管理架构，一层是国家灾难管理机构，另一层是灾难管理中涉及的某个政府职能部门，该部门资助和指导位于第一层的管理机构（Towards a Safer world, 2011）。在构建共识和明确政府、商业界和公民社会在提供基础服务方面所扮演角色的过程中，模拟训练是至关重要的。现在每个国家均制定了国家疾病流行准备计划，并包含了商业持续性策略（Towards a Safer world, 2011）。

6.3.1.3　挑战和经验

2009年，H1N1禽流感大流行袭击新加坡，使该国应对疾病大流行准备计划的质量得到检验。以下是从此次大流行中得到的重要经验（Tay et al., 2010）。

（1）充分准备，灵活应对。一场来势凶猛的H5N1流感预计将袭击新加坡，针对流感高发病率和病死率的情况，该国制定了一个长达6周的准备计划。与以往不同，H1N1流感伴随着极强的传染性、较低的损伤率和病死率，且在很长一段时间内流行，因此对卫生服务提出了不同的要求。联合性的准备计划应该易于适应变化的形势：现实情形也许显著异于最初计划的情况。

（2）信息监控，循证决策。在全球和本地范围内尽早发现传染性疾病的暴发，及时获取流行病学数据以进行基于证据的风险管理，这是非常重要的。

（3）包容的全社会应对。新加坡的大流行准备计划最初是以卫生部门和公共机构为基础制定的，但政府机构、医疗卫生系统、商业界和公众之间新建立的协调和合作机制发挥了极其重要的作用，确保高效执行控制H1N1传播的措施，将损伤率、病死率和疾病对社会及经济的影响降至最低。

（4）卫生人力资源的供给。在疾病大流行中，医疗卫生服务的需求急剧上升，所以必须提前制定创新的人力资源策略。负荷能力规划需要对危机场景有良好的前瞻性的理解，并进行相关技能和人力需求评估。

（5）与公众沟通。针对灾难准备的全社会治理途径只有把人际沟通置于多方合作中的核心位置才能获得成功。利益相关者必须对公众负责，透明的风险沟通能成功地动员民众落实遏制疾病传播的措施，并帮助解释烦冗的政策。与大众媒体紧密合作是必要的。尽管新媒体工具也在使用，但传统的沟通渠道仍是最有效的传播大流行性疾病信息的方式。

　　不幸的是，目前许多国家关于复杂传染病的预防工作仍然落后，需要加强。对合作性工作的建议是制定相关策略来解决合作中出现的涉及不同专业领域和文化的问题，比如联合发展劳动力、联合培训和联合问责机制等（Battams, 2008）。跨界的专业合作对面向灾难准备的全社会治理途径的成功尤其重要，面向健康的全社会治理途径一般也依赖于此。在此背景下，"全健康"（One health）已被描述成一个全新的范式，其辨别出存在于人类、动物和生态系统因素间的相互联系，并导致疾病媒介的出现。根据巴特勒-琼斯（Butler-Jones, 2012）的研究，"如果脱离了疾病发生的背景去看待人类疾病，将无法为决策制定提供有用信息"。

7 "健康2020"优先领域之四：构建适应性社区和支持环境

适应性构建是维护和促进个体和社区健康与福祉的关键因素。适应性社区主动应对新的或者不良的形势，对经济、社会和环境的变化充分准备，可更好地处理危机和困难（WHO Regional Office for Europe, 2012a）。

7.1 怎么做：动员当地民众参与构建支持性的环境和减少健康不公平

7.1.1 问题

人们普遍认为慢性病是个体选择不健康的生活方式的后果。健康相关危险因素形成了全人群的疾病谱和疾病死因谱，而以上观点忽视了健康相关危险因素中所囊括的社会因素维度。正如世界卫生组织欧洲区域办公室所注明的，"人类健康的概率与他们出生、成长、工作与衰老的外部条件紧密相关"（WHO Regional Office for Europe, 2012b）。

7.1.2 解决方法和策略

政府在改善人群健康与福祉，为弱势群体提供特定的保护中发挥至关重要的作用（WHO, 2005）。创建支持性环境和增强弱势的个体及社区的能力被越来越多的人视为公共卫生中的一部分，并被作为一种处理潜在的影响健康的社会决定因素，同时增强弱势人群更好地维护自身健康的能力的措施（见专栏2–17）。设想是，社区成员被越多地赋权参与活动的设计、发展和执行，他们的健康越有可能得到改善（Attree et al., 2011）。健康问题的本地所属权不仅改善个体的健康，而且也增加整个社区的适应性（见专栏2–17）。

专栏2-17 构建支持性的环境——世界卫生组织健康城市计划

世界卫生组织健康城市计划（WHO Regional Office for Europe, 2013）是一项全球运动，通过政治承诺、体制改变、能力建设，基于合作的规划及创新的项目等动员当地政府参与健康发展。世界卫生组织欧洲健康城市计划已经有90多个会员城市，在世界卫生组织欧洲区域已经有30个国家级健康城市网，包含了1 400多个城市和乡镇。

世界卫生组织健康城市计划的首要目标是将健康置于城市政府社会、经济和政治议程中的领先位置。健康事关所有部门，当地政府居于独一无二的领导地位，有权保护和促进当地居民的健康和福祉。健康城市计划促进产生综合的、系统的政策和健康规划，并强调：解决健康不公平和城镇贫困的需求；满足弱势群体的需求；参与式治理；健康城镇规划与设计；与健康相关的社会、经济和环境决定因素。这些不仅事关卫生部门，还包含了经济、城镇更新与发展中所涉及的健康考量。

这个治理策略由以下行动因素组成：各城市市长的强大领导力和支持；城市议会中跨党派的支持；法定和非法定部门间的合作共识；支持部门间合作和民众参与的一系列机构设置和过程；联合性策略规划和目标设定；正式或非正式的社会网络。该模式已经在欧洲区域广泛的政治、社会和组织环境中得到验证。

7.1.3 共同治理

在伦敦最贫穷和最富裕社区之间，预期寿命的差距是男性7.2年，女性4.6年（Hine-Hughes, 2011a）。一些街区存在"食品沙漠"现象，人们仅能获取快餐或垃圾食品，导致不健康饮食。

"健康伦敦计划"（见专栏2-18）是一个持续4年的项目，针对伦敦20个最贫穷的社区（Wall et al., 2009）。这个项目通过与国家卫生体系中不同的实体机构（尤其是本地初级卫生保健基金）、东伦敦大学、其他机构及非政府组织等合作，开展一系列复杂的整合性干预措施，来促进健康的体育运动、健康饮食和心理健康及幸福感等。此计划获得大量赞誉，包括来自伦敦大学学院健康公平研究所所长迈克尔·马尔莫（Michael Marmot）教授的称赞：

> 如果我们要减少健康不公平，对导致不健康的社会决定因素采取行动，是非常必要的。这意味着在本地开展广泛的合作，以改善我们出生、生活、成长、工作和衰老的社会条件。"健康伦敦"联盟伙伴就是这样做的。给个人和社区赋权，给予人民发声的机会，都是解决健康不公平不可或缺的部分。

专栏2-18　健康伦敦计划

健康的空间：改善公共空间的质量和安全性，并鼓励体育运动。

积极生活：为居民提供地图，让他们熟知当地资源，做出健康的选择（比如，农夫市场）。

保持创造力、保持健康：支持文化活动，培育社交网络。

好的购物环境：采取多种干预措施以改善当地商店中健康食品的可及性。

改变心灵：招募曾有过心理不健康经历的人们，提升对心理健康问题的认知，促进对心理健康问题的理解。

快乐DIY：通过举办活动减少压力，增加应对困难情况的精神心理资源。

良好膳食：提高对健康饮食的认知，并让健康饮食更容易和更有吸引力，从而改善饮食和营养。

　　每个社区建设的一系列项目均是由"社区居民鉴定出的优先问题来决定的，并且是现有设施和服务的有效补充"（Wall et al., 2009）。采用全范围的健康需求评估确认优先问题，被认为是健康伦敦计划的核心要素。在当地组织和社区咖啡馆中举办利益相关者的工作坊。在这样非正式的环境中，人们可通过结构性交谈说出他们的需求。通过街头访谈和社区地图收集的数据揭示了人们参与社区建设项目的现有成功举措，基于以上两种方法可避免重复工作的风险（Institute for Health and Human Development,

2012a）。

7.1.4 挑战

多种评估显示，采用多方法途径进行数据收集和在干预措施的实施过程中纳入当地社区可有效鉴定出决定项目成败的因素（Wall et al., 2009）。健康伦敦计划表明，健康饮食和体育运动已经增加，心理健康和幸福感也得到加强（Wall et al., 2009），但它同时还表明，从一开始就对实际可能发生的事情进行预期管理是重要的，且项目的宣传广告应该清晰醒目。从持续性和长远的角度来看，对社区项目而言最重要的是问责："健康伦敦"项目的时间窗是4年，但4年的时间并不足以带来显著的变化，那些参与项目的人"并不愿意在3年后看到大量小的项目来了又匆匆消失"（见专栏2–19及专栏2–20）（Institute for Health and Human Development, 2012b）。

专栏2–19 时间银行：构建社会人际网络并增进健康

时间银行，或时间金钱，是社会基础设施的组成要素，能维护人群健康，加速康复，在卫生体系内节省费用，并帮助战胜健康不公平（New Economics Foundation, 2002）。时间银行动员民众自己照顾自己，是创造支持性环境的珍贵资产。时间是兑换的货币，它能确保即使因失业、慢性病或残疾而成为经济活动中的非活跃方的人也能参与进来。如果参与者对另一个时间银行的成员提供了实际的帮助和支持，就可将这个时间存入一间"银行"。参与者也可取出他们的时间积分去享用其他参与者提供的技能和支持。任何时间银行都不存在价格体系，这意味着每个人的技能有平等的价值（一小时等同于1分）（Hine-Hughes, 2011b）。

许多时间银行使用数据库，比如在伯明翰的"时间—交易"计划中，任何时候当成员需要某种服务时，均能找到合适的具备某种能力的人。"时间—交易"遵照当地倡议，和本地的其他机构组成搭档，成为"一

个创新的共同服务的倡议，帮助公共服务提供者们接触到所谓的'难以接近'的群体"（Hine-Hughes, 2011b）。成员们可以使用他们的时间积分去购买健康食品、到健身房锻炼、学习或得到他们也许用得着的其他服务。

自从时间银行成立以来，已经交易共计34 000小时（Hine-Hughes, 2011b）。调查还发现，一般来说，社区驱动的时间银行，尤其是"时间—交易"银行，能够积极动员弱势群体，对"生理、精神健康和良好状态，自信，自尊，社会关系和个人提升"均产生正向影响（Attree et al., 2011）。

再次强调，预期管理是关键。任何时候，当产生服务不平衡时，时间银行应该尽力"买进"服务或和其他社会机构联系。时间银行规模越大，对付费服务的投资就越多；然而，这笔钱似乎花得很合理。

专栏2-20   通过全政府治理途径预防犯罪：德国预防犯罪论坛

德国预防犯罪论坛为早期预防犯罪寻求最佳实践模板，并在各相关部门间创造协同效应。这个协调平台旨在通过纳入所有"相关的社会力量"，激励人际联系、合作、筹资、知识转移，并改善公共服务（Seitz, 2010）。

犯罪与健康相似，是一个需要许多不同社会利益相关者共同合作解决的问题。这一点不仅在德国得到赞同，而且在澳大利亚和英国也得到认可。在这些国家，预防犯罪的全政府治理途径基于这样的假设：如果一个协调性策略能将所有相关政府机构、社区、商业群体联合起来，那么预防性的应对会比事发后的处理更有效（Homel, 2004）。有效的全政府治理途径需要显著的管理和协调（Homel, 2004）。如果想要发挥全政府治理途径的潜在效益，就必须付出时间和资源。

8 共同问责

8.1 问责关系的共识

问责被视为现代政策制定的8个特征之一。成功的健康治理要求系统评价和审查，并就民众及其他参与者的愿望和需求进行持续对话。为民众提供机会的制度安排，让政治决策者们和其他参与者为自身的行动负责，是政策制定过程中的核心要素。

传统上，最多见的公共问责关系在本质上是垂直的，但是目前这种自上而下的不均衡的委托代理关系链条正缓慢地"让位于一系列更多元化、更多样性的问责关系"（Bovens, 2005）。在多元化的问责关系中，参与者们对某一后果或某一行动共同负责。跨机构问责网络正变得越来越重要，比如全政府问责理念。

作为一种制度安排，公共问责意味着民主的控制。它加强了公共部门的透明性和反应性，以合法性架起政府和民众之间的桥梁，帮助沟通。问责发挥着抵制腐败和抵制其他权力滥用的作用（Bovens, 2005），并被越来越多地应用于私人部门和商业活动中，在最近的经济危机中可看到具体实例。

问责有不同的类型：法律的（法律裁定）、政治的（反应性）、专业的（专长）、管理的（效能）和金融的（廉洁）。重要的是，在特定的情形下采用何种方式的问责以及何种程度的问责才是有效且充分的（Boston & Gill, 2011）。近来世界范围内的多个倡议寻求通过引入联合问责或共同问责来加强公共问责。在全政府治理途径和全社会治理途径中，问责是动员过程中不可或缺的部分，也是促进绩效提升的有效路径（见专栏2–21）。

但是，要清晰定义合作关系下的问责是困难的。尤其是，有时候根据某一特定的结果很难明确不同参与者的相对贡献。

专栏2-21　与共同治理相关的问责

首先，也是最重要的，问责需要联系利益相关者并对其作出回应。这意味着在做出决策时需考虑利益相关者的需求和观点，解释为什么有些需求和观点是这样的，为什么有些需求和观点未被采纳。这种方式下的问责更像是一种学习的过程而不是控制的机制。被问责是指坦诚对待利益相关者，将他们纳入持续性的对话中，并从互动中学习。问责可产生决策和项目的所有权，并增强活动的持续性。最终，问责提供了提升工作绩效的有效路径。

资料来源：Blagescu 等（2005）。

8.2　问责挑战

透明性和问责是治理的关键因素。许多复杂问题需要使用全政府治理途径和全社会治理途径解决。参与者之间日益增加的相互依存性创造了联合问责或共同问责的需求。共同问责是一种在很多方面都存在困难和挑战的方法。

即使来自不同部门的两个参与者正在一起工作，建立共同问责也可能是不容易的，因为缺乏明确的责任分工。踢皮球或推卸责任也许导致发生了这样的风险，即共同问责实际上变成了"共同无责，无人负责"（Boston & Gill, 2011）。奖励表现好的，惩罚表现差的，也会变得困难，且进一步导致许多管理人员不喜欢参与共同工作。

问责在很大程度上依赖于准确的评估。新型问责需要新的评估方式、标准和规则。一个联合了投入（资源、能力、过程、干预和政策）与产出（长短期的健康成效）的评估框架，要求与健康利害攸关的每一个参与者对其行动负责（Committee on Public Health Strategies to Improve Health, 2011）。这样的评估系统会得到大量强有力的绩效信息，这些信息反过来促进更好的绩效，最终提升人群健康（Boston & Gill, 2011）。

但是，无数的因素都会影响人群健康。健康受到跨多个部门的政策的影响，任何一个机构或实体不会因只改善了一项特定的健康结果而被控诉，进而遭到问责。从投入到产出的清晰路径还无法确定，关于有效干预的知识也是缺乏的。

8.3 评估影响

治理绩效的问题是全政府治理途径的核心问题。在此种情况下，治理绩效与全政府治理途径改善健康的承诺相关。

不同国家的经验显示，共同问责的成效很大程度上取决于一个国家主动改革的历史和政治意愿。跨部门的合作努力往往受到"路径依赖"的限制，"路径依赖"是一种趋势，趋向于持续进行早已固化的操作，即使有更好的替代操作可供选择，也不轻易改变。"健康2020"计划是构建在政府学习和区域内外各国经验交流的基础上的。总的说来，人们普遍认为，如果没有考虑到健康的社会、环境和行为的影响因素，对卫生系统的效能和效率的评估是不充分的（Committee on Public Health Strategies to Improve Health, 2011）。评估多种治理途径的效果成为进行治理和分享经验的重要组成部分（Pollitt, 2010）。不过政策评估也需要进行多因素分析。

- 适用于一定条件和范围的卫生政策常常遭遇适用条件和范围以外的挑战。因为多种因素和影响的存在，对这样的政策和公共部门的影响进行可靠性评估往往是一个挑战（Weibel et al., 2009）公共服务机构需要在短期内提供一个复杂的产品，比如"良好的健康"，这是尤其困难的（Pollitt & Dan, 2011）。另外，政策评估并不典型地体现利益相关者的观点。

- 政策总是带来意想不到的结果：如果这些结果是负面的，他们也许会阻碍之前设想的目标的实现。但是，这些结果也可能是正面的。对卫生干预措施的有效性评价（Jepson et al., 2010）关注这样的事实——绝大部分研究没有采用多种方法而且忽视了思考这样一个问题，即：在承认政策及干预措施间的相互联系，并存在辅助行动的情况下，如何进一步加强某些特定的政策及干预措施的效果，比如适用于酗酒和吸烟的政策及干预措施。必须牢记，政策和它们适用的环境一样，在执行的过程中也许会发生变化。

- 不采取行动也会存在后果。因此我们需要一个问责模型，该模型适用于已经有成熟操作的领域（比如烟草控制）和缺乏充分证据的领域（比如处理肥胖问题的政策）（Committee on Public Health Strategies to Improve Health, 2011）。对政府和私营机构之间问责的测量可以建立在协议、合同和透明的社会媒体工具的基础上（Committee on Public Health Strategies to Improve Health, 2011）。针对健康的一个有效途径是要求所有部门为其政策对健康的影响承担责任。

8.4　设立全政府审计

设立全政府审计的目的是"让议会和公众能了解和审查纳税人的钱是如何被使用的"（HM Treasury, 2011）。假设知情可促进各级政府更好地决策并帮助解决代际公平性和财政可持续性问题（Chow et al., 2007）。方法之一是编制综合性财务报告，将所有公共部门当成一个实体机构，消除各公共部门实体间的所有重大交易（HM Treasury, 2011）。

但是，对实际组成政府公共部门的边界的界定并不清晰（Chow et al., 2007）。分歧和势力范围之争使建立运作良好的全政府账户的任务变得复杂。即使克服这些挑战，关于"一个合并账户是否和它所合并的多个潜在账户一样好"的问题仍然存在（Chow et al., 2007）。还需要有更多的经验提供可比证据，才能真正判定这个创新方法的有效性。

8.5　发挥非政府机构的监督作用

长期以来，非政府机构被视为吹哨者和监督者，确保政府实现它的承诺。公共问责确实重要，但私人企业也越来越多地在环境、人权、消费者保护和健康等广泛问题上面临非政府组织的活动。根据雅兹吉（Yaziji, 2008）的报道，监督活动旨在对目标公司施压，促使他们遵守主要的体制标准，这个标准也许是或不是由相关管理条例形成的。在卫生领域，监督活动可能纳入一项协议，比如母乳替代品市场的国际规范。通过使用大众媒体和社交媒体，非政府机构经常采用"责备和羞愧"策略，呼吁广大受众（不仅包括公众，还囊括了司法、立法和管理机构）建立新的规范或惩罚没有遵守现有规范的公司。

这在健康领域是重要的，尤其是在药物、健康照顾或烟草等可能拯救或威胁生命的领域（Yaziji, 2008）。但是，民间团体组织越来越多地因食物生产链、加工方法和原料的健康影响等问题而向食品行业问责。一个典型案例是德国食品监督组织，该组织为保护和增强消费者权益，于2002年成立。它大力游说议会赞成强制性的交通灯标签和气候中立型食物，反对基因工程和推高食品价格的财务投机。

全政府治理途径和全社会治理途径：评估和主要经验

"21世纪健康治理"的研究（Kickbusch & Gleicher, 2012）提出了加强卫生政策学和测量健康政治因素的影响等强烈建议。在福利和贫困研究领域的研究案例表明，高收入国家中的贫困变异与不同的社会政策承诺以及福利体制相关（Brady, 2009）。关于公平性差距和健康社会决定因素的研究提供了相同的提示。这些研究可帮助鉴定和分析该区域内53个国家中不同水平和不同类型的健康治理能力。在"健康2020"策略框架下，以可靠的政策分析为基础，每个国家均能进一步得到改善，并有机会进行合作和分享经验。

放之四海而皆准的方法并不存在。全政府治理途径和全社会治理途径必须适应每个国家独特的国情。需要借助某些宪法和文化特征克服障碍，或至少缓解障碍造成的影响。如果没有普遍的共识和帮助各部门建立信任的强大而统一的价值观，是不可能执行全政府治理途径的，或不会产生效果（Christensen & Laegreid, 2006）。一味规避风险的官僚主义文化，过分强调错误最小化，从一开始就会禁止横断面试验（Halligan et al., 2012）。通过设置激励和奖励机制，鼓励机构的灵活性、适应性，以及人们对创造性和创新决策的开放态度，可以获得一种支持跨部门思考和行动的文化（Halligan et al., 2012）。

许多现有的全政府治理途径和全社会治理途径关注沟通、合作和协调。在全政府治理途径、合作甚至在整合的最后阶段，因共同目标而共担风险、责任和奖励，似乎是不常见的且是最难达到的（Halligan et al., 2012）。全政府治理途径在员工数量偏少、预算偏小和非正式协商更易发生的国家或城市里更容易执行（Moss, 2010）。现有的案例已经反映出这点。

同时，许多全政府治理途径的应用导致产生了强化的中央协调机构，比如澳大利亚各州的州长和内阁部门，也许全政府治理途径所要求的合作在低级别的治理中运行最佳，比如在地方政府这一级。这是非常重要的，因为好几个国家，包括挪威和英国，已经开始改革他们的公共卫生法律，把越来越多的责任下放到地方政府，由地方政府去执行公共卫生优先事项。只要体制安排能够适应变化并允许民众进行问责，这个级别的全政府治理途径就能显著加强透明性、可及性和应对性。在地方级别，通过纳入许多地方利益相关者推动从全政府治理到全社会治理的进步已成为"慧治"的一个显著特征。任何途径都应该考虑到阻碍或促进健康生活方式的人类动机的多样化。对任何促进健康的合作而言，"健康入万策"的理念对于理解其他部门如何影响健康和健康如何影响其他部门是至关重要的（Dube et al., 2012）。

全社会治理途径在社区也许有不同的起始点，但他们都能在全政府治理途径的基础上构建起来。在融合企业和民众社会的参与者中产生了新的挑战：依据不同的政治体系和前景，某个参与者可能比别的参与者更受欢迎。之前已经提到过，公司也许不喜欢在公益事业中投资。必须解决冲突，也必须为创造共同的社会价值找到纳入企业的方法。许多创新的治理途径往往深植于当地社区。

一旦政策被设计和批准，执行就开始了。不幸的是，一个政策的效果通常是计划的和实际发生的存在着差距（Steinbach, 2009）。政策的执行是复杂的，因为全社会治理途径要求自上而下的方法、自下而上的方法以及横向的治理。介绍评价和问责措施可能很困难，因为不同参与者的影响和政策结构的层次不易区分，因此也很难测量。要使与健康相关的全社会治理中的相互作用过程取得成功，需要具备以下特征（Steinbach，2009）：

- 各级参与者强大且可持续的承诺；
- 良好的沟通、足够的时间和资源；
- 共同的、创新的问责安排；
- 明确不同的职责和任务；
- 对各种目标的共识；
- 因果和变化管理的有效论。

　　为了寻求最佳的政策制定，急需开展更多的关于跨国健康治理的研究和比较来研发可靠的评价方法和指标。这个需求同样体现在文献资料研究中。该领域的主要研究者们提出一个核心推荐，"为了推进卫生政策分析，研究者们需要更广泛地利用现有的框架流程和公共政策过程理论"（Walt et al., 2008）。正如关于"21世纪健康治理"（Kickbusch & Gleicher, 2012）的研究和报告所概括的，这样的政策研究也可能是"包括了组织学习、问责、信任和合作发展等环节的循环进程中的一部分"（Rencoret et al., 2010）。

Abovskaya O (2007). *Country coordinating mechanisms (CCM) – PR and SR selection process: Romania.* Bad Homburg, EPOS Health Consultants on behalf of the Global Fund to Fight AIDS, Tuberculosis & Malaria (http://www.theglobalfund.org/en/library/publications/ progressreports, accessed 15 August 2013).

Action Santé (2012). *Activity report 2012.* Franconville, Action Santé (http://www.bag.admin. ch/themen/ernaehrung_bewegung/05245/index.html?lang=en&download=NHzLpZeg7t,l np6 I0NTU042l2Z6ln1ad1IZn4Z2qZpnO2Yuq2Z6gpJCLdoN9g2ym162epYbg2c_JjKbNoKSn6A--, accessed 15 August 2013).

Åkerman Börje E (2009). *Towards a new European policy on migration.* Berlin, Berlin Institut für Bevölkerung und Entwicklung (http://www.berlin-institut.org/online-handbuchdemografie/ bevoelkerungspolitik/towards-a-new-europeanpolicy-on-migration. html, accessed 15 August 2013).

Alford J (2009). *Engaging public sector clients: from service-delivery to co-production.* London, Palgrave Macmillan.

Allais O, Bertail P, Nichèle V (2010). The effects of a fat tax on French household purchases: a nutritional approach. *American Journal of Agricultural Economics,* 92:228–245.

Attree P et al. (2011). The experience of community engagement for individuals: a rapid review of evidence. *Health and Social Care in the Community,* 19:250–260.

Ayres I, Braithwaite J (1992). *Responsive regulation: transcending the deregulation debate.* New York, Oxford University Press.

Battams S (2008). *Housing for people with a psychiatric disability: community empowerment, partnerships and politics.* Adelaide, Department of Public Health, Flinders University (http:// theses.flinders.edu.au/public/adt-SFU20080926.215213/index.html, accessed 15 August 2013).

BBC (2012a). *Australia cigarette plain packaging law upheld by court.* London, British Broadcasting Corporation (http://www.bbc.co.uk/news/business-19264245, accessed 15 August 2013).

BBC (2012b). *The rise of the adult playground.* London, British Broadcasting Corporation (http://www.bbc.co.uk/news/magazine-17818223, accessed 15 August 2013).

Blagescu M, de las Casas L, Lloyd R (2005). *Pathways to accountability: the GAP framework.* London, One World Trust.

Boston J, Gill D (2011). *Joint or shared accountability: issues and options.* Wellington, Institute of Policy Studies (Working paper 11/03; http://igps.victoria.ac.nz/publications/ files/83e71189c2b.pdf, accessed 15 August 2013).

Bovens M (2005). Public accountability. In: Ferlie E, Lynn LE, Pollitt C, eds. *The Oxford handbook of public management.* Oxford, Oxford University Press:182–208.

Brady D (2009). *Rich democracies, poor people: how politics explain poverty.* Oxford, Oxford University Press.

Branca F, Nikogosian H, Lobstein T, eds. (2007). *The challenge of obesity in the WHO European Region and the strategies for response.* Copenhagen, WHO Regional Office for

Europe (http://www.euro.who.int/__data/assets/pdf_file/0010/74746/E90711.pdf, accessed 15 August 2013).

Bridgman P, Davis G (2003). What use is a policy cycle? Plenty, if the aim is clear. *Australian Journal of Public Administration,* 62(3):98–102.

Bundesministerium für Gesundheit (2012). Gesundheitsziele für Österreich [web site]. Vienna, Bundesministerium für Gesundheit (https://www.gesundheit.gv.at/Portal.Node/ghp/public/content/gesundheitsfoerderung-gesundheitsziele-oesterreich.html, accessed 15 August 2013).

Butler-Jones D (2012). Transcending borders: a whole-of-society approach to human, animal and ecosystem health. *One Health Conference, 19 February 2012, Davos, Switzerland* (http://www.slideshare.net/GRFDavos/transcending-borders-a-wholeofsociety-approach-to-human-animal-and-ecosystem-health, accessed 15 August 2013).

Chow DSL, Humphrey C, Moll J (2007). Developing whole-of-government accounting in the UK: grand claims, practical complexities and a suggested future research agenda. *Financial Accountability and Management,* 23:27–54.

Christensen T, Laegreid P (2006). *The whole-of-government approach – regulation, performance, and public-sector reform.* Bergen, Stein Rokkan Centre for Social Studies (Working paper 6–2006; http://soc.kuleuven.be/io/performance/paper/WS2/WS2_Tom%20Christensen.pdf, accessed 15 August 2013).

Clark JS, Dittrich OL (2010). Alternative fat taxes to control obesity. *International Advances in Economic Research,* 16:388–394.

Coe A (2008). *Case study #4 – Service Canada.* Toronto, Institute for Citizen-Centred Service. Commission on Global Governance (1995). *Our global neighbourhood. Report of the Commission on Global Governance.* Oxford, Oxford University Press.

Committee on Public Health Strategies to Improve Health (2011). *For the public's health: the role of measurement in action and accountability.* Washington, DC, Institute of Medicine (http://www.nap.edu/catalog.php?record_id=13005, accessed 15 August 2013).

De Klerk M, Gilsing R, Timmermans J (2010). *The Social Support Act: the story so far. Evaluation of the Social Support Act 2007–2009.* The Hague, The Netherlands Institute for Social Research.

Decade of Roma Inclusion Secretariat Foundation (2012). Decade of Roma inclusion 2005–2015 [web site]. Budapest, Decade of Roma Inclusion Secretariat Foundation (http://www.romadecade.org/, accessed 15 August 2013).

Department of Health (2001). *The expert patient: a new approach to chronic disease management for the 21st century.* London, Department of Health.

Department of Health (2012). Health and wellbeing boards – one year to go [web site]. London, Department of Health (http://healthandcare.dh.gov.uk/health-and-wellbeing-boards-one-year-to-go/, accessed 15 August 2013).

Druet C, Lapointe G, Pigeon M (2010). Towards the integration of health in all policies: a Québec–South Australia comparison. In: Kickbusch I, Buckett K, eds. *Implementing health in all policies: Adelaide 2010.* Adelaide, Department of Health, Government of South Australia:93–100 (http://www.who.int/sdhconference/resources/implementinghiapadel-sahealth-100622.pdf, accessed 15 August 2013).

Dubé L et al. (2009). *Building convergence – toward an integrated health & agri-food strategy for Canada.* Ottawa, Canadian Agri-Food Policy Institute and McGill World Platform for Health and Economic Convergence (http://www.capi-icpa.ca/converge-full/intro.html, accessed 15 August 2013).

Dubé L, Pingali P, Webb P (2012). Paths of convergence for agriculture, health, and wealth. *Proceedings of the National Academy of Sciences of the United States of America*, 109: 12294–12301.

The Economist (2012) Fat chance: the Danish Government rescinds its unwieldy fat tax. *The Economist*, 17 November 2012 (http://www.economist.com/news/europe/21566664-danish-government-rescinds-its-unwieldy-fat-tax-fat-chance, accessed 15 August 2013).

Esping-Andersen G (2006). Three worlds of welfare capitalism. In: Pierson C, Castles FG, eds. *The welfare state reader*. London, Polity Press:160–174.

EU Platform on Diet, Physical Activity and Health (2010). *2010 annual report*. Brussels, European Commission (http://ec.europa.eu/health/nutrition_physical_activity/docs/eu_platform_2010frep_en.pdf, accessed 15 August 2013).

European Commission (2005). *Diet, physical activity and health – a European platform for action*. Brussels, European Commission (http://ec.europa.eu/health/nutrition_physical_activity/platform/index_en.htm, accessed 15 August 2013).

European Commission (2010). *Evaluation of the European platform for action on diet, physical activity and health. Final report July 2010*. Brussels, European Commission (http://ec.europa.eu/health/nutrition_physical_activity/docs/evaluation_frep_en.pdf, accessed 15 August 2013).

European Commission (2011). *Horizon 2020 – the framework programme for research and innovation. Communication from the Commission to the European Parliament, the Council, the European Economic and Social Committee and the Committee of the Regions*. Brussels, European Commission (http://ec.europa.eu/research/horizon2020/pdf/proposals/communication_from_the_commission_-_horizon_2020_-_the_framework_programme_for_research_and_innovation.pdf#view= fit&pagemode=none, accessed 15 August 2013).
European Commission (2012a). *An agenda for adequate, safe and sustainable pensions*. Brussels, European Commission (COM(2012) 55 final).

European Commission (2012b). *Implementation of the EU salt reduction framework*. Brussels, European Commision (http://ec.europa.eu/health/nutrition_physical_activity/docs/salt_report_en.pdf, accessed 15 August 2013).

Fairman D et al. (2012). *Negotiating public health in a globalized world – global health diplomacy in action*. Berlin, Springer.

Federal Office of Public Health (2012). *Swiss health foreign policy*. Berne, Federal Office of Public Health (http://www.bag.admin.ch/themen/internationales/13102/index.html?lang=en, accessed 15 August 2013).

Federal Office of Public Health (2013). Actionsanté – make the healthy choice the easy choice [web site]. Berne, Federal Office of Public Health (http://www.bag.admin.ch/themen/ernaehrung_bewegung/05245/index.html?lang=de, accessed 15 August 2013).

Fortunato JA (2011). Confronting obesity: a case study of the corporate social responsibility of McDonald's. *Advances in Management*, 4:20–23.

FrameWorks Institute (2002). *Framing public issues*. Washington, DC, FrameWorks Institute (http://www.frameworksinstitute.org/assets/files/PDF/FramingPublicIssuesfinal.pdf, accessed 15 August 2013).

Giddens A (2003). Introduction. Neoprogressivism: a new agenda for social democracy. In:

Giddens A, ed. *The progressive manifesto: new ideas for the centre–left*. Cambridge, Polity Press.

Global Fund to Fight AIDS, Tuberculosis and Malaria (2011). *Guidelines and requirements for country coordinating mechanisms*. Geneva, Global Fund to Fight AIDS, Tuberculosis and Malaria (http://www.theglobalfund.org/en/ccm/guidelines, accessed 15 August 2013).

Government of Finland (2012). *Minister Risikko: Finland to be a more age-friendly society*. Helsinki, Ministry of Social Affairs and Health (http://government.fi/ajankohtaista/tiedotteet/tiedote/en.jsp?oid=362931, accessed 15 August 2013).

Government of Northern Ireland (1999). *Professional policy making for the 21st century*. Belfast, Government of Northern Ireland.

Government of South Australia (2010). *Priorities to support the eat well be active healthy weight strategy for South Australia 2006–2010*. Adelaide, Government of South Australia (http://www.health.sa.gov.au/pehs/branches/health-promotion/EWBA-StrategyPriorities-hp-oct2010.pdf, accessed 15 August 2013).

Government of South Australia (2011). *The eat well, be active strategy for South Australia 2011–2016*. Adelaide, Government of South Australia (http://www.sahealth.sa.gov.au/wps/wcm/connect/public+content/sa+health+internet/resources/ewba-strategy-phcs-healthpromotion-20111207, accessed 15 August 2013).

Government of South Australia (2012). *Children's centres for early childhood development and parenting: governance arrangements*. Adelaide, Government of South Australia (http://www.decd.sa.gov.au/docs/documents/1/ChildrenSCentresGovernanc.pdf, accessed 15 August 2013).

Government Offices of Sweden (2012). Alcohol, narcotics, doping and tobacco in Sweden [web site]. Stockholm, Government Offices of Sweden (http://www.government.se/sb/d/15661/a/183499, accessed 15 August 2013).

Grameen Creative Lab (2013). Grameen Danone Foods Ltd. [web site]. Wiesbaden, Grameen Creative Lab (http://www.grameencreativelab.com/live-examples/grameen-danone-foods-ltd.html, accessed 15 August 2013).

Grant J (2004). The Australian experience: priorities and possibilities for connected government. In: Kaczorowski W, ed. *Connected government*. London, Premium Publishing.

Gunningham N (2010). Enforcement and compliance strategies. In: Baldwin R, Cave M, Lodge M, eds. *The Oxford handbook of regulation*. Oxford, Oxford University Press:120–145.

Guthrie K et al. (2005). *The challenge of assessing policy and advocacy activities: strategies for a prospective evaluation approach*. Washington, DC, Blueprint Research & Design (http://www.calendow.org/uploadedFiles/Publications/Evaluation/challenge_assessing_policy_advocacy.pdf, accessed 15 August 2013).

Halligan J, Buick F, O'Flynn J (2012). Experiments with joined-up, horizontal and whole-of-government in Anglophone countries. In: Massey A, ed. *International handbook on civil service systems*. Cheltenham, Edward Elgar:74–100.

Hartmann M (2011). Corporate social responsibility in the food sector. *European Review of Agricultural Economics*, 38: 297–324.

Hawkes C, Mytton O (2012). 20% "fat tax" needed to improve population health [online article]. *British Medical Journal*, 14 May 2012 (http://www.bmj.com/press-releases/2012/05/14/20-%E2%80%9Cfat-tax%E2%80%9D-needed-improve-population-health, accessed 15 August 2013).

Health Consumers Queensland (2012). *Consumer and community engagement: evidence of improved individual health outcomes, services and systems.* Brisbane, Health Consumers Queensland (http://www.iap2.org.au/sitebuilder/states/knowledge/asset/files/30/improved-health.pdf, accessed 15 August 2013).

Hine-Hughes F (2011a). *Well London: communities working together for a healthier city.* Birmingham, Governance International (http://www.govint.org/good-practice/case-studies/well-london-communities-working-together-for-a-healthier-city, accessed 15 August 2013).

Hine-Hughes F (2011b). *"Time2Trade" for the "time rich and cash poor".* Birmingham, Governance International (http://www.govint.org/?id=473, accessed 15 August 2013).

HM Treasury (2011). *Whole of government accounts. Accounts presented to the House of Commons pursuant to Section 11 of the Government Resources and Accounts Act 2000.* London, HM Treasury (http://www.hm-treasury.gov.uk/psr_government_accounts.htm, accessed 15 August 2013).

Holmes B (2011). *Citizens' engagement in policymaking and the design of public services.* Canberra, Parliament of Australia (Politics and public administration research paper no. 1, 2011–12; http://www.policypointers.org/Page/View/12955, accessed 15 August 2013).

Homel P (2004). *The whole of government approach to crime prevention.* Canberra, Government of Australia (http://www.aic.gov.au/documents/E/C/5/%7BEC5DC139-C6DE-4F60-A888-31FBB6F4C492%7Dtandi287.pdf, accessed 15 August 2013).

Humphries R et al. (2012). *Health and wellbeing boards – system leaders or talking shops?* London, King's Fund (http://www.kingsfund.org.uk/publications/hwbs.html, accessed 15 August 2013).

Huynen M, Martens P, Hilderink H (2005). The health impacts of globalization: a conceptual framework. *Globalization and Health,* 1:14 (http://www.globalizationandhealth.com/content/1/1/14, accessed 15 August 2013).

Institute for Health and Human Development (2012a). *Community engagement process. Well London – communities working together for a healthier city.* London, University of East London (www.welllondon.org.uk/files/699/events/presentations/renton.pdf, accessed 15 August 2013).

Institute for Health and Human Development (2012b). *Community engagement report. Well London – communities working together for a healthier city.* London, University of East London (http://www.uel.ac.uk/ell2012/research/documents/WalthamForestLSOA.pdf, accessed 15 August 2013).

Jenkins S (2005). *Whole of government policy framework for the early years.* Canberra, Interagency Policy Coordination Committee.

Jepson RG et al. (2010). The effectiveness of interventions to change six health behaviors: a review of reviews. *BMC Public Health,* 10:538 (http://www.biomedcentral.com/content/pdf/1471-2458-10-538.pdf, accessed 15 August 2013).

Johnson EJ, Goldstein D (2003). Do defaults save lives? *Science,* 302:1338–1339.

Johnson DA, Pearson NL (2009). Tactical mapping: how nonprofits can identify the levers of change. *Nonprofit Quarterly,* 17(2):92–99 (https://www.newtactics.org/resource/tactical-mapping, accessed 15 August 2013).

Karnani A (2011). Doing well by doing good: the grand illusion. *California Management Review,* 53:2.

Kaufmann F-X (2000). Towards a theory of the welfare state. *European Review*, 8:291–312.
Kickbusch I, Gleicher D (2012). *Governance for health in the 21st century: a study conducted for the WHO Regional Office for Europe.* Copenhagen, WHO Regional Office for Europe (http://www.euro.who.int/__data/assets/pdf_file/0010/148951/RC61_InfDoc6.pdf, accessed 15 August 2013).

Kingdon JW (1984). *Agendas, alternatives, and public policies.* Boston, Little Brown.

Leppo K et al., eds. (2013). *Health in all policies: seizing opportunities, implementing policies.* Helsinki, Ministry of Social Affairs and Health (http://www.euro.who.int/__data/assets/pdf_file/0007/188809/Health-in-All-Policies-final.pdf, accessed 15 August 2013).

Low-Beer D (2012). Introduction and ... the health diplomacy of diversity. In: Low-Beer D, ed. *Innovative health partnerships – the diplomacy of diversity. Global health diplomacy vol. 1.* Singapore, World Scientific.

Low-Beer D, Sempala M (2010). Social capital and effective HIV prevention: community responses. *Global Health Governance*, IV:1 (http://www.ghgj.org/Lowbeer4.1.htm, accessed 15 August 2013).

McColl K (2009). "Fat taxes" and the financial crisis. *Lancet*, 373:797–798.

McQueen D et al., eds. (2012). *Intersectoral governance for health in all policies: structures, actions and experiences.* Copenhagen, WHO Regional Office for Europe on behalf of the European Observatory on Health Systems and Policies (http://www.euro.who.int/en/what-we-publish/abstracts/intersectoral-governance-for-health-in-all-policies.-structures,-actions-and-experiences, accessed 15 August 2013).

Millett C et al. (2012). Impacts of a national strategy to reduce population salt intake in England: serial cross sectional study. *PLoS ONE*, 7:e29836.

Ministry of Community Development, Youth and Sports (2007). *Ministerial committee to spearhead successful ageing for Singapore. Committee will build on strong family ties and enable families to support senior members.* Singapore, Government of Singapore (http://app1.mcys.gov.sg/PressRoom/MinisterialCommitteeToSpearheadSuccessfulAgei.aspx, accessed 15 August 2013).

Moskin J (2012). Imagining a smaller drink for a big, thirsty city. *The New York Times*, 6 June, D3 (http://www.nytimes.com/2012/06/06/dining/debating-the-proposed-new-york-city-regulation-on-drink-size.html?_r=2, accessed 15 August 2013).

Moss T (2010). *Too big to succeed? Why (w)hole-of-government cannot work for U.S. development policy.* Washington, DC, Center for Global Development (http://blogs.cgdev.org/globaldevelopment/2010/10/too-big-to-succeed-why-whole-of-government-cannot-work-for-u-s-development-policy.php, accessed 15 August 2013).

National Evaluation of Sure Start Team Institute for the Study of Children, Families and Social Issues (2011). *The impact of Sure Start local programmes on seven year olds and their families.* London, University of London.

New Economics Foundation (2002). *Keeping the GP away. A NEF briefing about community time banks and health.* London, New Economics Foundation (http://timebanks.org/wp-content/uploads/2011/08/KeepingtheGPAway.pdf, accessed 15 August 2013).

OECD (2009a). *Policies for healthy ageing: an overview.* Paris, OECD (OECD health working papers no. 42; http://search.oecd.org/officialdocuments/displaydocumentpdf/?doclanguage=en&cote=DELSA/HEA/WD/HWP%282009%291, accessed 15 August 2013).

OECD (2009b) *The Paris Declaration on Aid Effectiveness and the Accra Agenda for Action.* Paris, OECD (http://www.oecd.org/development/effectiveness/34428351.pdf, accessed 15 August 2013).

Parag Y (2006). A system perspective for policy analysis and understanding: the policy process networks. *Systemist*, 28:2 (http://www.eci.ox.ac.uk/publications/downloads/parag06.pdf, accessed 15 August 2013).

PARTNER Tool (2009). PARTNER. Programme to Analyze, Record, and Track Networks to Enhance Relationships [web site]. Denver, PARTNER Tool (http://www.partnertool.net, accessed 15 August 2013).

PatientsLikeMe Inc. (2005–2013). PatientsLikeMe® [web site]. Cambridge, MA, PatientsLikeMe Inc. (http://www.patientslikeme.com/, accessed 15 August 2013).

Penney S (2009). *Dropping the salt. Practical steps countries are taking to prevent chronic noncommunicable diseases through population-wide dietary salt reduction.* Ottawa, Public Health Agency of Canada.

Pollit C (2010). *Whole of government approaches – a European perspective.* Leuven, Public Management Institute, Katholieke Universiteit Leuven (http://www.canberra.edu.au/arc-wholegov/conference/program/handbook-and-papers/Pollitt-WoG-Canberra-11.pdf, accessed 15 August 2013).

Pollit C, Dan S (2011). The impacts of the new public management in Europe: a meta-analysis. *EGPA Permanent Study Group II – Performance in the Public Sector, 7–10 September 2011, Bucharest, Romania.*

Press F, Sumsion J, Wong S (2010). *Integrated early years provision in Australia. A research project for the Professional Support Coordinators Alliance (PSCA).* Bathurst, Charles Sturt University (http://www.psctas.org.au/wp-content/uploads/2010/11/Intergrated-Early-Years-Provision-in-Australia-Report.pdf, accessed 15 August 2013).

Public Administration Select Committee (2005). *Choice, voice and public services. Fourth report of session 2004–05; volume I.* London, House of Commons (http://www.publications.parliament.uk/pa/cm200405/cmselect/cmpubadm/49/49i.pdf, accessed 15 August 2013).

Puska P, Ståhl T (2010). Health in all policies – the Finnish initiative: background, principles, and current issues. *Annual Review of Public Health*, 31:27.1–27.14.

Realpe A, Wallace L (2010). *What is co-production?* London, Health Foundation (http://www.health.org.uk/media_manager/public/75/SMS_resource-centre_publications/What%20is%20co-production.pdf, accessed 15 August 2013).

Rencoret N et al. (2010). *Haiti earthquake response – context analysis.* London, Active Learning Network for Accountability and Performance in Humanitarian Action (http://www.alnap.org/pool/files/haiti-context-analysis-final.pdf, accessed 15 August 2013).

Schoonheim J (2009). *ANED country report on the implementation of policies supporting independent living for disabled people.* Utrecht, Academic Network of European Disability Experts (ANED).

Scottish Government (2009). *Recipe for success – Scotland's national food and drink policy.* Edinburgh, Scottish Government (http://www.scotland.gov.uk/Resource/Doc/277346/0083283.pdf, accessed 15 August 2013).

Seitz N (2010). *The Deutsches Forum für Kriminalprävention and current projects on crime prevention.* Bonn, Deutsches Forum für Kriminalprävention (http://www.

kriminalpraevention.de/downloads/english/02DFK-Survey-long.pdf, accessed 15 August 2013).

Sheedy A (2008). *Handbook on citizen engagement: beyond consultation*. Ottawa, Canadian Policy Research Networks (http://www.cprn.org/documents/49583_EN.pdf, accessed 15 August 2013).

Sihto M, Ollila E, Koivusalo M (2006). Principles and challenges of health in all policies. In: Ståhl T et al., eds. *Health in all policies – prospects and potentials*. Copenhagen, WHO Regional Office for Europe on behalf of the European Observatory on Health Systems and Policies:3–20 (http://ec.europa.eu/health/archive/ph_information/documents/health_in_all_policies.pdf, accessed 15 August 2013).

Smed S (2012). Financial penalties on food: the fat tax in Denmark. *Nutrition Bulletin*, 37:142–147.

Steinbach R (2009). Problems of policy implementation. In: Enock K et al., eds. *Public health textbook*. Buckinghamshire, Health Knowledge.

Stone D (2002). *Policy paradox: the art of political decision making*. New York, W.W. Norton & Co.

Støre JG (2012). Keynote address. *Sixty-fifth World Health Assembly, Geneva, 21–26 May 2012* (http://www.regjeringen.no/en/dep/ud/Whats-new/Speeches-and-articles/speeches_foreign/2012/keynote_wha.html?id=682761, accessed 15 August 2013).

Tay J et al. (2010). Influenza A (H1N1-2009) pandemic in Singapore – public health control measures implemented and lessons learnt. *Annals of the Academy of Medicine of Singapore*, 39:312–313.

Thaler RH, Sunstein CR (2008). *Nudge – improving decisions about health, wealth and happiness*. New Haven, Yale University Press.

The 8th Global Conference on Health Promotion (2013a). The Helsinki statement on health in all policies. *The 8th Global Conference on Health Promotion, Helsinki, Finland, 10–14 June 2013* (http://www.healthpromotion2013.org/images/8GCHP_Helsinki_Statement.pdf, accessed 15 August 2013).

The 8th Global Conference on Health Promotion (2013b) Helsinki Declaration. *The 8th Global Conference on Health Promotion, Helsinki, Finland, 10–14 June 2013* (http://www.healthpromotion2013.org/images/8GCHP_Helsinki_Statement.pdf, accessed 15 August 2013).

Towards a Safer World (2011). *Beyond pandemic preparedness: a whole-of-society approach to disaster preparedness*. New York, Towards a Safer World.

UNAIDS (2001). *The global strategy framework on HIV/AIDS*. Geneva, UNAIDS, 2001.

United Nations (2011). *Prevention and control of non-communicable diseases. Report of the Secretary-General: follow-up to the outcome of the Millennium Summit*. New York, United Nations (http://www.un.org/ga/search/view_doc.asp?symbol=A/66/83&Lang=E, accessed 15 August 2013).

United Nations (2012). *United Nations General Assembly resolution 66/2. Political declaration of the high-level meeting of the General Assembly on the prevention and control of non-communicable diseases*. New York, United Nations (http://www.who.int/nmh/events/un_ncd_summit2011/political_declaration_en.pdf, accessed 15 August 2013).

Van den Broucke S (2009). *Capacity building to address the social determinants of health*. Maastricht, Faculty of Health, Medicine and Life Sciences, University of Maastricht (http://ec.europa.eu/eahc/documents/news/technical_meetings/CapacityBuildingSDHI.pdf, accessed 15 August 2013).

Villanueva T (2011). European nations launch tax attack on unhealthy foods. *Canadian Medical Association Journal*, 183:17 (http://www.cmaj.ca/content/183/17/E1229.full, accessed 15 August 2013).

Wall M et al. (2009). Evaluation of community level interventions to address social and structural determinants of health: a cluster randomised controlled trial. *BMC Public Health*, 28:207 (http://www.biomedcentral.com/1471-2458/9/207/, accessed 15 August 2013).

Walt G et al. (2008). "Doing" health policy analysis: methodological and conceptual reflections and challenges. *Health Policy and Planning*, 23:308–317 (http://www.ncbi.nlm. nih.gov/pmc/articles/PMC2515406/pdf/czn024.pdf, accessed 15 August 2013).

Weibel A, Rost K, Osterloh M (2009). Pay for performance in the public sector – benefits and (hidden) costs. *Journal of Public Administration Research and Theory*, 20:387–412.

WHO (2004). *Global strategy on diet, physical activity and health*. Geneva, World Health Organization (http://www.who.int/dietphysicalactivity/strategy/eb11344/strategy_ english_web.pdf, accessed 15 August 2013).

WHO (2005). *Widespread misunderstandings about chronic diseases – and the platform for action on diet, physical activity reality*. Geneva, World Health Organization (Facing the facts #2; http://www.who.int/chp/chronic_disease_report/media/Factsheet2.pdf, accessed 15 August 2013).

WHO (2007). *Global age-friendly cities: a guide*. Geneva, World Health Organization (http:// whqlibdoc.who.int/publications/2007/9789241547307_eng.pdf, accessed 15 August 2013).

WHO (2010). *Creating an enabling environment for population-based salt reduction strategies. Report of a joint technical meeting held by WHO and the Food Standards Agency, United Kingdom, July 2010*. Geneva, World Health Organization (http://whqlibdoc.who.int/ publications/2010/9789241500777_eng.pdf, accessed 15 August 2013).

WHO (2011). *World Conference on Social Determinants of Health – meeting report. Rio de Janeiro, Brazil, 19–21 October 2011*. Geneva, World Health Organization (http://www.who. int/sdhconference/resources/Conference_Report.pdf, accessed 15 August 2013).

WHO Regional Office for Europe (2012a). *Health 2020 – a European policy framework supporting action across government and society for health and well-being*. Copenhagen, WHO Regional Office for Europe (http://www.euro.who.int/__data/assets/pdf_file/0009/169803/ RC62wd09-Eng.pdf, accessed 15 August 2013).

WHO Regional Office for Europe (2012b). *Report on social determinants of health and the health divide in the WHO European Region: executive summary*. Copenhagen, WHO Regional Office for Europe (http://www.who.int/sdhconference/background/news/ europeanreviewofsocialdeterminantsofhealth/en/, accessed 15 August 2013).

WHO Regional Office for Europe (2013). Healthy cities [web site]. Copenhagen, WHO Regional Office for Europe (http://www.euro.who.int/en/what-we-do/health-topics/ environment-and-health/urban-health/activities/healthy-cities, accessed 15 August 2013).

Wicks P et al. (2010). Sharing health data for better outcomes on PatientsLikeMe. *Journal of Medical Internet Research*, 12:e19 (http://www.jmir.org/2010/2/e19, accessed 15 August 2013).

Wismar M et al. (2008). *Health targets in Europe – learning from experience*. Copenhagen, WHO Regional Office for Europe on behalf of the European Observatory on Health Systems and Policies (http://www.euro.who.int/__data/assets/pdf_file/0008/98396/E91867.pdf, accessed 15 August 2013).

Yaziji M (2008). Watchdog and proxy war campaigns against firms. In: Boscheck R et al., eds. *Strategies, markets and governance – exploring commercial and regulatory agendas.* Cambridge, Cambridge University Press.

出版说明

　　世界卫生组织欧洲区域办公室于2012年和2013年先后发布了两份关于整合政府和社会资源，协同促进人类健康的报告，报告中对健康治理的概念、健康与社会福祉的关系、健康治理的具体方法、健康治理的优先领域、传染性疾病的控制与慢性病的管理、卫生体系服务能力的提升等重要问题进行了论述，并介绍了欧盟成员国在这些问题方面的具体举措和实践案例。本书为这两份报告的中译本。我国在十九大报告中明确提出"健康中国"政策，并于2019年成立了健康中国行动推进委员会，说明党和政府高度重视人民群众的健康问题，也认识到保障人民群众的健康需要全社会协同努力，实现治理体系和治理能力的现代化。2020年新冠肺炎疫情的暴发，更让这一课题变得迫切起来。在这一时代背景下，从理论和实践层面对健康治理问题进行全面论述，具有十分重要的意义和价值。世界卫生组织的这两份报告虽然发布于七八年前，但其理念是比较前沿的，书中所述欧盟成员国在应对慢性病和老龄化问题，以及改善人口不良健康习惯等方面的实践案例，具有较高的参考价值。

　　然而，由于本书是将原本的两份报告合并为一册出版，按中文图书出版习惯，本书的上下编章节序号本应连续编码，且上下编的参考文献也应合并在一起，但是考虑到两份报告各自独立，连续编码后这种独立性似有所削弱，故上下编章节序号均从1起排，参考文献也分别排版。另外，由于中西方出版标准有一定差异，按中文图书出版标准来看，本书原著在体例方面存在一些不足，例如上编第2章中的"数字治理"和上编第3章中的"卫生部门：一个仍在形成中的现代概念"，其内容无法被上级标题涵盖，只能单独处理，无法编号，本书中用文本框形式加以区分等。再如，本书上编中的"3.1"后无"3.2"，下编中的"5.1.1"后无"5.1.2"，"5.2.1"后无"5.2.2"，"6.2.1"后无"6.2.2"，"6.3.1"后无"6.3.2"，"7.1"后无"7.2"，为了尊重原著，都予以保留，敬请读者谅解。